临床心电图谱速读

（第 3 版）

主编　贺亚玲

编委　（按姓氏笔画排序）

　　　　王国兴　祁玉珍　朱春宏　汪海英　吕晓燕　张　妍

　　　　张　渊　张　霁　徐玉妹　程　毅

主审　耿其吉

东南大学出版社

·南京·

U0254494

图书在版编目(CIP)数据

临床心电图谱速读/贺亚玲主编. —3 版—南京：
东南大学出版社,2018.11 (2021.3 重印)

ISBN 978 - 7 - 5641 - 8026 - 3

Ⅰ. ①临… Ⅱ. ① 贺… Ⅲ. ①心电图-诊断
Ⅳ. ①R540.4

中国版本图书馆 CIP 数据核字(2018)第 226716 号

东南大学出版社出版发行

(南京四牌楼2号 邮编210096)

出版人：江建中

江苏省新华书店经销

丹阳兴华印务有限公司印刷

开本：787mm×960mm 1/32

印张：12.75 字数：330 千字

2018 年 11 月第 3 版 2021 年 3 月第 11 次印刷

印数：40001 ~ 41000 册 定价：29.00 元

(凡因印装质量问题,可直接向营销部调换。

电话:025 - 83791830)

内 容 提 要

本书以先图后文、一图一文的形式编写。这样既方便读者图文对照学习，又可把左页图作为试题，右页文字解释作为答案，用于检验学习成果。内容共分 15 章，详细介绍了窦性心律、房室肥大、心肌梗死、冠状动脉供血不足、期前收缩等心电图谱及心电图诊断标准。本次第 3 版修订增加了新内容、新观点及对一些特殊现象的综述。

该书图文并茂、简明易懂，可作为临床医师、实习医师及在校学生的学习和参考用书。

前　言

　　《临床心电图谱速读》自 2001 年问世以来,受到了广大医师的青睐,我们深感荣幸。近年来,心电图理论得到了长足的发展,我们科室部分同志在保持原书固有风貌的基础上增添了一些新的内容,较详细地介绍目前心电学发展的新理论新知识,以便读者能够更好地理解每章的内容。

　　本书在编写过程中得到院领导及科教科领导的关心支持。我院心内科教授耿其吉主任对全书进行了审阅,承蒙东南大学出版社热情协助,使该书得以多次修订重版,在此表示感谢。由于水平有限,难免存在缺点,衷心希望专家、读者批评指正。

编　者
于南京市第一医院

序

    自 20 世纪初心电描记仪问世以来,心电学得到了迅速发展,解决了临床上很多疑难问题,也使许多危重病人得到了及时抢救和治疗。随着心脏电生理检查的进一步深入,新的理论不断出现并指导着临床工作,要求各科医生都要识别、懂得心电图。南京市第一医院心电图室的全体同志,为适应当前的需要,收集了大量的心电图谱,分类编排,对于复杂图例还辅以病例及梯形图说明。该书图文并茂,易懂、典型、实用,更易于初学者或稍有专业基础知识的人员学习,值得阅读,特向临床医师、进修医师及有关人员推荐之。

耿其吉

2018.9

目　录

1

5

11

一、窦性心律
(Sinus Rhythm)

[基础知识](Basic Knowledge：Normal ECG of Adults，Children and Newborn)

成人与儿童、新生儿心电图正常值

指 标	成 人	儿童、新生儿
P 波	时间<0.12s，振幅：肢导联<0.25mV，胸导<0.20mV	时间＜0.10s，振幅新生儿 P_{II} 最大 0.26mV，儿童<0.20mV
P－R 间期	时间：0.12～0.20s，老人可至 0.22s	与心率成反比，与年龄成正比，新生儿与婴儿一般<0.12s
QRS 波群	电轴－30～＋90°。时限<0.12s。V_1、V_2 不能出现 q 波，$V_1 \sim V_6$ R 波逐渐增加，S 波逐渐减小，其中 $V_{5,6}$ 以 R 波为主，R_{V1} <1.0mV，R_{V5} <2.5mV，R_{V5} + S_{V1} < 3.5mV（女）或 4.0mV（男），R_{V1} + S_{V5} < 1.05mV，V_1 R/S<1，V_5 R/S>1 肢导联算术和>0.5mV，胸导联算术和>0.8mV	婴儿电轴＋10～＋140°，新生儿不易确定，>＋40°即可。时限<0.09s。婴儿 V_1 亦可见 Q 波，Q_{III} 最高达 1.0mV，儿童 Q_{III} 最高达 0.5mV。新生儿以右室占优势，因此 R_I 波低，R_{avR} 常>0.5mV，$S_{V5、V6}$ 较深，$R_{V1、V3R、V4R}$ 振幅增高，少数可>3mV，V_1 R/S>1，（新生儿～17岁）最大值 R_{V5} + S_{V1} <4.81mV，R_{V1} + S_{V5} <4.2mV

指　标	成　人	儿童、新生儿
ST 段	V_1、V_2 上抬可达 0.3mV，V_3 上抬可达 0.5mV，其余上抬 $\leqslant$ 0.1mV。下移 $\leqslant$ 0.05mV	1 岁后 Ⅱ、Ⅲ、avF 及 V_3-V_6 常上抬，一般肢导联 $\leqslant$ 0.1mV，胸导联 $\leqslant$ 0.2mV，婴儿右胸导联常下移，但一般 $\leqslant$ 0.05mV
T 波	顶端平滑呈半圆形，两肢不对称。$T_{Ⅰ、Ⅱ、avF、V4-V6}$ 直立，T_{avR} 倒置，$T_{Ⅲ、avL}$ 可直立或倒置，$T_{V_1、V_2}$ 可倒置，V_3 倒置少见。如 T_{V1} 直立，则 T_{V2} 也直立。T 波 > 同导 R 波的 1/10，T 波最高可达 1.5mV	$T_{Ⅰ、Ⅱ、V5、V6}$ 直立，T_{avR} 倒置，$T_{Ⅲ、avL、avF}$ 不定，在出生 1 个月至 7 岁前 V_1 导联绝不出现直立 T 波。新生儿 T 波低平。出生后至 10 岁前，T 波振幅随年龄增加而增加，10～17 岁变化不大
Q-T 间期	时间：0.32～0.44s	随心率而变化
U 波	T > U，V_2-V_4 较明显。U 波倒置提示心肌缺血	除 avR 外，不论 T 波方向如何各导联 U 波总为直立
心率	60～100 次/min	胎儿平均 120～160 次/min，新生儿（132±17）次/min，婴儿（129±17）次/min，1～6 岁（103±15）次/min，7～17 岁（81±12）次/min

第 1 例

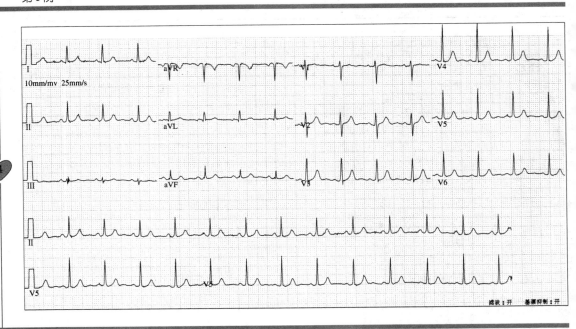

第 1 例　正常心电图
（Normal ECG）

【心电图诊断】　正常心电图。

【心电图特征】　P 波规律出现,频率 83 次/min。$P_{I、II、III、aVF、V2-V6}$ 直立,P_{aVR} 倒置。P－R 间期 0.16s。额面电轴＋14°。QRS 波群形态、时间、电压均正常。ST 段及 T 波无异常。V2－V4导联见 U 波,其方向与同导联 T 波方向相同,时间、电压正常。

【诊 断 标 准】　成人正常心电图

　　1. 窦性 P 波,其特征:$P_{I、II、aVF、V5、V6}$直立,P_{aVR}倒置。

　　2. P 波频率在 60～100 次/min 之间。

　　3. P－R 间期≥0.12s。

　　4. 在同一导联 P－P 间期相互差别＜0.12s。

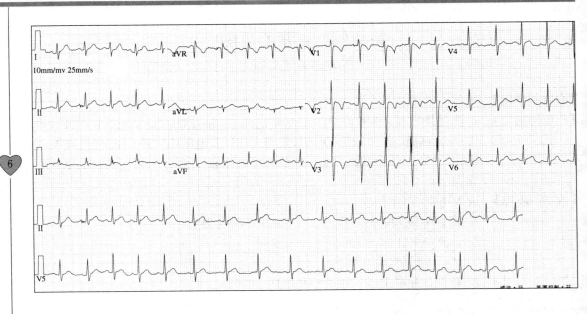

6

第2例 小儿心电图
(Child ECG)

【心电图诊断】 小儿心电图。

【心电图特征】 窦性心律,心率 103 次/min。P－R 间期 0.13s。QRS 时间 0.08s,额面电
轴＋72°。ST 段及 T 波正常。

【讨　　论】 由于小儿以右心室占优势,V1 导联正常也可以 R 波为主,但随年龄增长,
R_{V1} 逐渐减低。小儿心率亦随年龄不同而改变。

小儿心电图正常值

节　律	0～1 岁	1～6 岁	6～12 岁	12～16 岁
窦性心动过速	＞150 次/min	＞120 次/min	＞110 次/min	＞100 次/min
窦性心动过缓	＜100 次/min	＜80 次/min	＜70 次/min	＜60 次/min

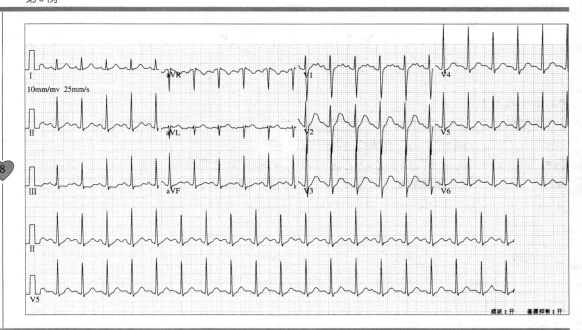

第3例　窦性心动过速
（Sinus Tachycardia）

【心电图诊断】　窦性心动过速。

【心电图特征】　窦性 P 波,心率 115 次/min。QRS 时间 0.09s。P－R 间期0.16s。$T_{V_2、V_3}$有切迹。

【诊 断 标 准】　成人窦性心动过速的诊断必须同时具备以下 3 点：

　　1. P 波为窦性（$P_{I、II、V_5、V_6}$导联直立,P_{aVR}倒置）。

　　2. P 波频率>100 次/min。

　　3. P－R 间期>0.12s。

【讨　　　论】　成人窦性心动过速的频率一般在 100～150 次/min 之间,很少超过 160 次/min。但在剧烈运动或平板运动试验时可高达 180 次/min 左右。这种心动过速的特点是心率随运动量增大而增快,又随活动停止而减慢至正常的窦性心律。

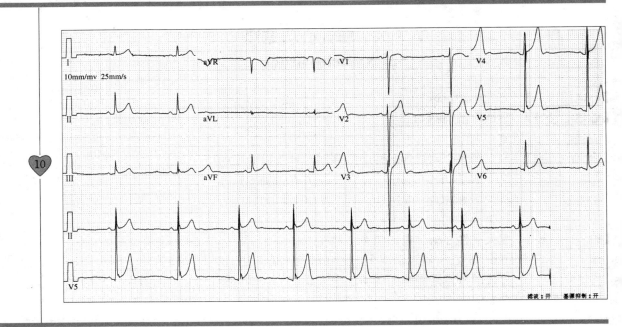

10

第 4 例　窦性心动过缓伴不齐
(Sinus Bradycardia with Arrhythmia)

【心电图诊断】　1. 窦性心动过缓伴不齐。

　　　　　　　2. 左心室高电压。

【心电图特征】　P 波规律出现,心室率 52 次/min。P－R 间期 0.18s,R－R 间期最大相差 0.20s。

　　　　　　　$R_{V5}+S_{V1}=5.5mV$。

【诊 断 标 准】　窦性心动过缓伴不齐

　　　　　　　1. 窦性 P 波,P－R 间期>0.12s。

　　　　　　　2. P 波频率<60 次/min。

　　　　　　　3. P－P 间期(R－R 间期)相差>0.12s。

【讨　　　论】　一般成人窦性心动过缓的频率多在 50 次/min 左右,很少低于 40 次/min,
　　　　　　　常伴有窦性心律不齐。多数窦性心动过缓是神经性的;少数严重窦性心动
　　　　　　　过缓是心肌性的,是病态窦房结综合征的一种类型,常伴有不同程度的窦
　　　　　　　房、房室阻滞或窦性停搏。

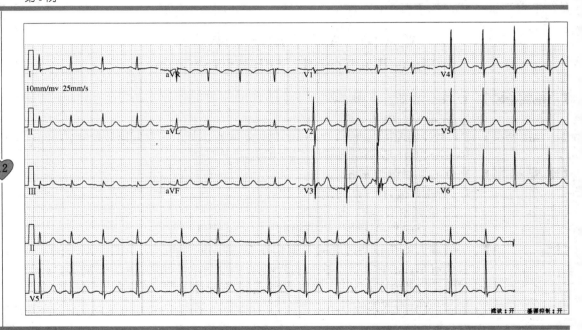

第 5 例　呼吸性窦性心律不齐
（**Respiratory Sinus Arrhythmia**）

【心电图诊断】　呼吸性窦性心律不齐。

【心电图特征】　窦性心律，平均心室率 75 次/min。P－P 间期最大相差 0.32s。P－R 间期 0.16s。V1 导联呈 RS 型。ST_{V4-V6} 轻度下移。

【诊 断 标 准】　1. 窦性 P 波，P－R 间期>0.12s。
　　　　　　　　2. 窦性 P－P 间期随呼吸周期变化而变化，即吸气时心率增快，呼气时心率减慢。
　　　　　　　　3. 在同一导联，P－P 间期相差>0.12s。

【讨　　　　论】　呼吸气使胸腔内正常负压产生波动并影响迷走神经张力，使窦性心率随呼吸变化出现窦性心律不齐。呼吸性窦性心律不齐多见于健康儿童、青年，老年人极少见。

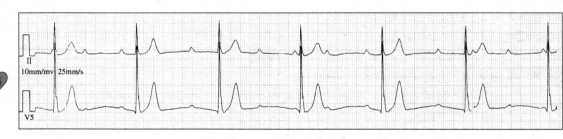

II
10mm/mv 25mm/s

V5

第6例 时相性窦性心律不齐
(Phasic Sinus Arrhythmia)

【心电图诊断】 1. 时相性窦性心律不齐。

2. 三度房室阻滞。

【心电图特征】 平均心房率 90 次/min,心室率 44 次/min。P－P 间期略不齐,未含有 QRS 波群的 P－P 间期与含有 QRS 波群的 P－P 间期最大相差 0.17s。

【诊 断 标 准】 无 QRS 波群的 P－P 间期较有 QRS 波群的 P－P 间期长。

【讨　　　论】 时相性窦性心律不齐产生的机制至今尚不清楚。近年有报道另一类时相性窦性心律不齐恰与上述表现相反,即含有 QRS 波群的 P－P 间期较无 QRS 波群的 P－P 间期长。时相性窦性心律不齐多见于高度或完全性房室阻滞、室性期前收缩,其本身无特殊临床意义。

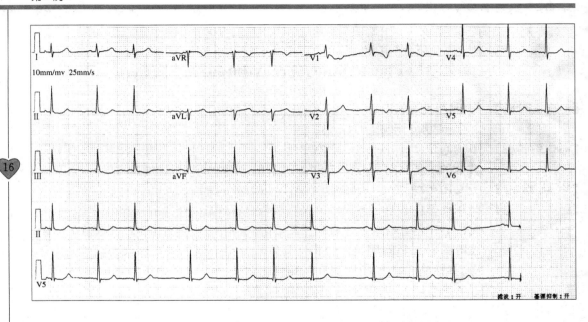

16

第 7 例　窦房结内游走性心律
（Wandering Rhythm within Sinoatrial Node）

【心电图诊断】　窦房结内游走性心律。

【心电图特征】　P 波规律出现,形态多变,由直立、双向至平坦。窦性心律不齐,平均心室率 68.5 次/min。P－R 间期 0.12～0.16s。V1 呈 Rs 型。$ST_{II、III、aVF、V4-V6}$轻度下移。

【诊 断 标 准】　必须同时具备以下 3 条:

1. 一系列形态略异的 P 波均来自窦房结。
2. 在同一导联,随心率的快慢,P 波振幅出现大小变化,但绝不出现逆行P 波。
3. P－P 间期长短不一,P－R 间期略有不同,但不会小于 0.12s。

【讨　　　论】　窦房结内游走性心律指起搏点在窦房结头、体、尾之间游走,常伴有窦性心律不齐,产生原因为迷走神经张力或药物影响,多见于健康人,也可见于器质性心脏病病人。单纯窦房结内游走性心律不需特殊治疗。

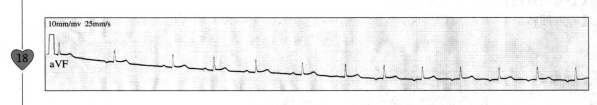

10mm/mv 25mm/s

aVF

第8例 窦房结至交界区游走性心律

（Wandering Rhythm between Sinoatrial Node and Atrioventricular Junction）

【心电图诊断】 窦房结至交界区游走性心律。

【心电图特征】 aVF 导联的 $P_{1,7\sim12}$ 为倒置，$P'-R$ 间期 0.14s。$P_{2\sim5}$ 直立，$P-R$ 间期 0.19s。第 6 个 P 波低平。$R-R$ 间期不齐，平均心室率 65 次/min。

【诊 断 标 准】 1. 在同一导联出现不同形态的 P 波。P 波可直立、低平、双向或倒置。

2. $P-P'$ 间期不匀齐。

3. $P-R$ 间期（$P'-R$）不恒定。

【讨 论】 由窦房结发出的窦性 P 波逐渐移行至心房，出现低平、倒置 P 波。该图倒置 P 波的 $P'-R$ 间期大于 0.12s，考虑为心房下部发出的激动。目前多数学者将心房下部节律概括为交界性心律。精确定位需做希氏束图。

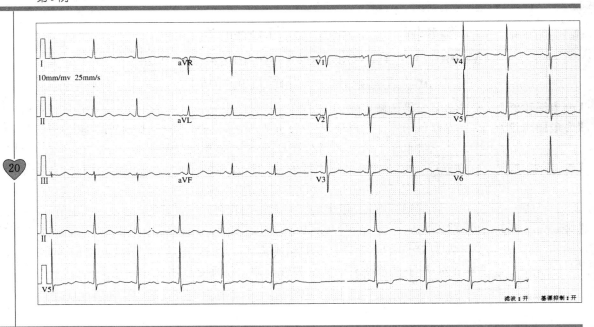

10mm/mv 25mm/s

滤波：开　基源抑制：开

第9例 窦 性 静 止
(Sinus Arrest)

【心电图诊断】 窦性静止。

【心电图特征】 窦性心律,心率 68 次/min。P-R 间期 0.16s。ST_{V4-V6} 下移。$T_{I,V4-V6}$ 低平。长 II、V5 导联见大于 2s 的长间期,无 P-QRS-T 波群。

【诊 断 标 准】 1. 窦性 P 波。
2. 长 P-P 间期与短 P-P 间期无倍数关系,但必须大于短 P-P 间期的 2 倍。
3. 在长间歇后易出现交界性或室性逸搏。

【讨 论】 窦性静止指窦房结在某一时间内停止发放激动,使心房、心室出现暂停现象,多发生于器质性心脏病及迷走神经功能亢进者,也可能出现在正常人。但在长间期中如果只见室性逸搏而未见交界性逸搏,多考虑存在双结病变。

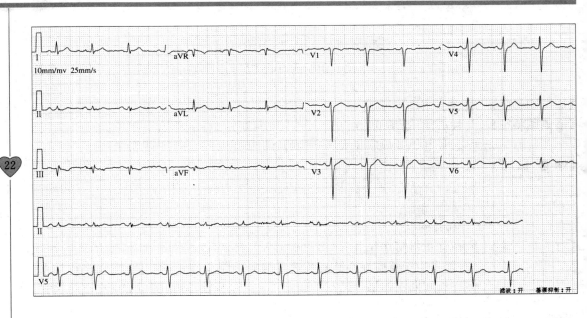

22

第 10 例　顺钟向转位
（Clockwise Rotation）

【心电图诊断】　顺钟向转位。

【心电图特征】　P 波规律出现,心率 79 次/min。P－R 间期 0.16s。Q－T 间期 0.36s。
QRS 波群 V1－V5 呈 rS 型,V6 呈 Rs 型。

【诊断标准】　1. V1 导联 R 波减小呈 rS 或 QS 型。

2. V3 导联似正常 V1 导联图形。

3. V5 导联似正常 V3 导联图形。

【讨　　论】　正常情况下,V1 导联呈 rS 型,V3 导联多呈 RS 型,V5 导联呈 qR、qRs、Rs 及 R 型。顺钟向转位时,右室向左移位,使 V5 图形似 V3 图形,多见于正常人,尤其瘦长体型者,也见于呼吸系统疾病及各种原因所致的右心室肥厚。

23

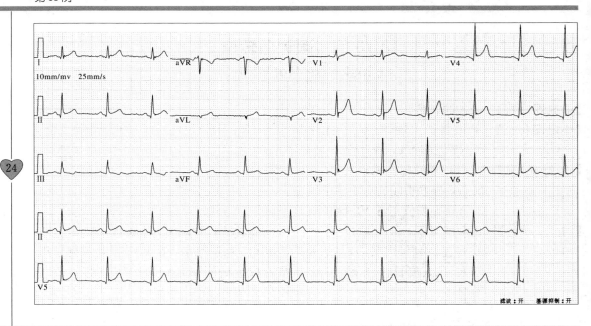

10mm/mv   25mm/s

滤波：开   基源抑制：开

24

第 11 例　逆钟向转位
（Counterclockwise Rotation）

【心电图诊断】　逆钟向转位。

【心电图特征】　窦性心律,心率 65 次/min。P－R 间期 0.14s。Q－T 间期 0.32s。V1 呈 Rs 型,V1 R/S>1。$ST_{II、III、aVF、V_2-V_6}$ 抬高 0.1mV。

【诊 断 标 准】　1. V1、V2 呈 Rs 型,即正常 V3 导联图形。

　　　　　　　　2. V3 导联似正常 V5 导联图形。

　　　　　　　　3. V3 导联 S 波消失或减小。

【讨　　　论】　逆钟向转位时,左心室向右移位。此现象可见于正常人,特别是肥胖者,也可见于各种原因所致左心室肥大者。

25

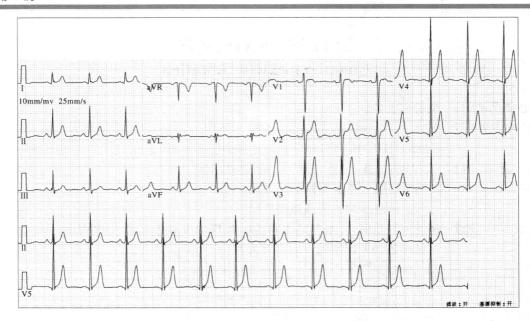

第 12 例　左心室高电压
（Left Ventricular High Voltage，LVHV）

【心电图诊断】　左心室高电压。

【心电图特征】　窦性心律,心率 75 次/min。P－R 间期 0.16s。QRS 波群 $R_{II}=2.2mV$,
$R_{aVF}=1.5mV$,$R_{V5}=3.2mV$,$R_{V5}+S_{V1}=5.0mV$。ST_{V1-V4} 上斜形抬高
0.2mV,T_{V2-V6}直立。

【诊 断 标 准】　1. R_{V5} 电压>2.5mV。
2. $R_{V5}+S_{V1}$>4.0mV(男);$R_{V5}+S_{V1}$>3.5mV(女)。
3. ST－T 无异常改变。
4. 无明确心脏病史。

【讨　　　　论】　左心室高电压受胸壁的厚薄、心脏转位、深吸气等影响,多发生在青年人中,
一般无临床意义。

28

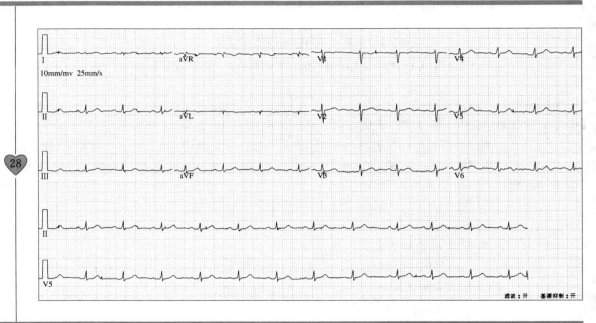

10mm/mv 25mm/s

滤波：开   基源抑制：开

第13例　低　电　压
（Low Voltage）

【心电图诊断】　低电压。

【心电图特征】　窦性心律,心室率 75 次/min。P－R 间期 0.16s。Q－T 期间 0.32s,额面
电轴＋63°。QRS 波群Ⅰ、Ⅱ、Ⅲ、aVR、aVL、aVF 电压＜0.5mV,V1－V6
导联电压＜1.0mV。ST 段、T 波正常。

【诊 断 标 准】　1. 肢体导联:R＋S＜0.5mV,称肢导联低电压。

2. 胸前导联:R＋S＜0.8mV,称胸导联低电压。

3. 同时具备上述两条,称全导联低电压。

【讨　　　论】　低电压常见于下列原因:(1) 心肌损害:由于心脏产生的电动力低于正常,
心肌多块瘢痕不能激动所致。(2) 气胸或胸腔积液:形成电流短路现象。
(3) 肥胖或少数正常人多因心脏位置改变所致。

29

30

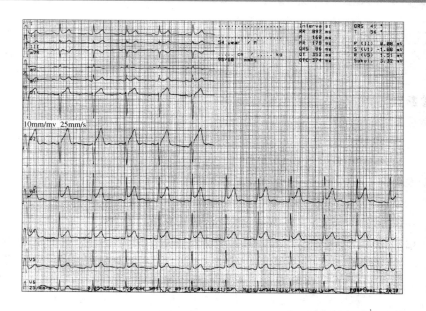

第 14 例　早期复极综合征
（Early Repolarization Syndrome，ERS）

【心电图诊断】　早期复极综合征。

【心电图特征】　P 波规律出现，心率 67 次/min。$P_{I、II}$ 直立，P_{aVR} 倒置。P－R 间期 0.17s。Q－T 间期 0.35s。QRS 波群无异常。V2－V4 导联 ST 抬高>0.1mV。V3 导联见 J 波。T 波方向、振幅无异常。

【诊 断 标 准】
1. ST 段 J 点处抬高 0.1～0.4mV。
2. ST 段抬高呈弓背向下型。
3. R 波降支有时伴有切迹或粗钝，又称为 J 波。
4. ST 段抬高的导联中，T 波往往呈对称性增高。

【讨　　　论】　早期复极综合征常为一种正常心电图的变异，一般多见于男性青年。形成原理为心室全部除极化结束前，心室肌某一部分较早复极，心电图表现相应导联 ST 段抬高。临床应与急性心肌梗死、急性心包炎的 ST 段抬高鉴别。

31

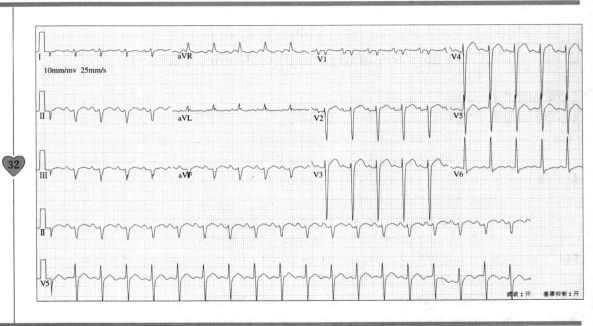

32

10mm/mv 25mm/s

第 15 例　S_I、S_{II}、S_{III}综合征(3S 综合征)
(S_I，S_{II} and S_{III} Syndrome，3S Syndrome)

【心电图诊断】　1. 窦性心动过速。
　　　　　　　2. S_I、S_{II}、S_{III}综合征(3S 综合征)。
　　　　　　　3. 心房肥大。

【心电图特征】　窦性心律,心室率 116 次/min。P－R 间期 0.17s。QRS 时间 0.08s,额面电轴－95°。I、II、III呈 rS 型,S_{II}>S_{III},V1－V5 呈 rS 型,Ptf_{V1}≤－0.04mm·s。

【诊 断 标 准】　S_I、S_{II}、S_{III}综合征:
　　　　　　　1. I、II、III导联以 S 波为主。
　　　　　　　2. S_{II}>S_{III}。
　　　　　　　3. 电轴－90°以上。

【讨　　　论】　目前对 3S 综合征的诊断标准尚有分歧,近年有人认为是左前分支阻滞的变异型。主要见于:(1)瘦长体型的年青人。(2)先天性心脏病右室流出道肥厚。(3)慢性肺部疾病引起的右心室肥厚等。

34

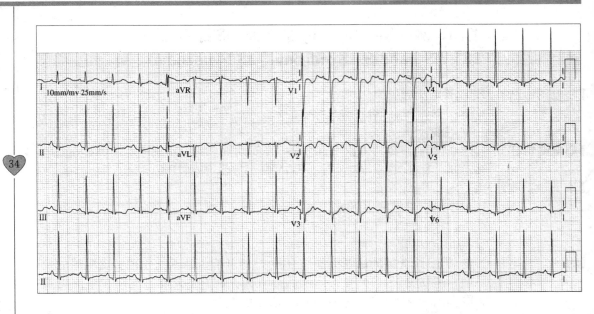

10mm/mv 25mm/s

第16例 T 波 双 峰
(Double Peaks of T Wave)

【心电图诊断】 1. 窦性心动过速。
2. T 波双峰。

【心电图特征】 窦性 P 波,心率 113 次/min。P－R 间期 0.13s。Q－T 间期 0.30s。QRS
波群电压 II 为 2.2mV,III 为 1.9mV,aVF 为 2.0mV。T$_{II、III、aVF、V1、V2}$低平、负
正双向,T$_{V3-V6}$导联有切迹。

【讨 论】 双峰 T 波第一峰代表左室复极的电位变化,第二峰代表右室复极的电位变
化。左心室面导联的双峰 T 波多见于右心室复极延迟。心肌缺血、先天性
心脏病、药物作用、某些中枢神经系统疾病、甲亢等均能出现双峰 T 波,但
也可见于右心室占优势的健康小儿。

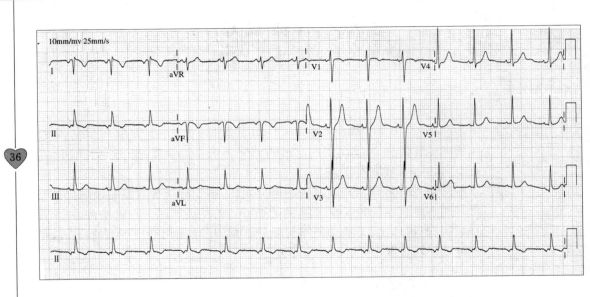

36

第 17 例　左右上肢电极反接
（Left and Right Electrodes are Reversed）

【心电图诊断】　左、右上肢电极反接。

【心电图特征】　P 波规律出现。P－R 间期 0.14s。QRS 时间 0.09s。$P_{I、II、aVL、aVF}$ 倒置，P_{aVR} 直立。I、aVL 导联 P－QRS－T 波群全部倒置。aVL 呈典型 aVR 图形。II 呈 III 图形。胸前导联无变化。

【讨　　　论】　在心电图操作中，不慎将左、右上肢电极（红、黄）接反后出现的误差，主要反映在标准肢体导联上，胸前导联不受影响。

37

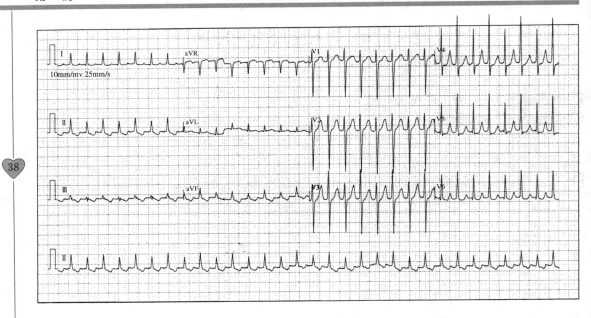

第 18 例　心脏电交替
（Heart Electrical Alternation）

【心电图诊断】　1. 阵发性室上性心动过速。

　　　　　　　2. 电交替。

【心电图特征】　各导联无窦性 P 波,心室率 187bpm,节律绝对规则。QRS 波电压高低交替
　　　　　　　变化。

【论 断 标 准】　1. 电交替起博点需来自同一起博点。

　　　　　　　2. 各波电压有明显变异,电压差≥0.1MV。

　　　　　　　3. 电交替比例常呈 2∶1,也可呈 3∶1,4∶1 等。

　　　　　　　4. 电交替可发生在各个波形。

二、心房肥大、心室肥厚
（Atrial Enlargement and Ventricular Hypertrophy）

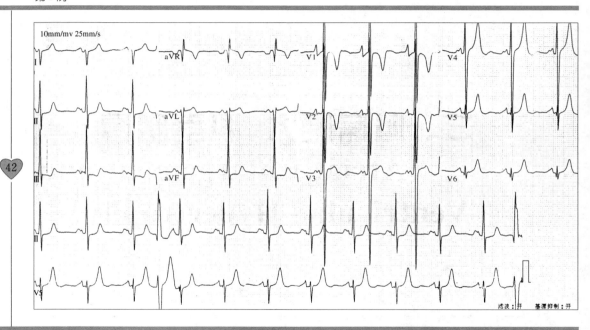

42

第1例　左心房肥大
（Left Atrial Enlargement，LAE）

【心电图诊断】　1. 左心房肥大。

2. 右心室肥厚。

3. 室性期前收缩。

【心电图特征】　窦性心律,心率 65 次/min。$P_{II、III、aVF、V_3-V_6}$ 导联双峰,峰距＝0.06s,$P_{V_1、V_2}$ 正负双向。P 波时间 0.12s,P－R 间期 0.18s。额面电轴＋120°。V1－V3 呈 RS 型,R_{V_1}＞1.2mV。$ST_{II、III、aVF}$ 下移,$T_{V_1、V_2}$ 明显倒置。长 II、V5 导联第 4 个 QRS 波群系室性期前收缩。

【诊 断 标 准】　左心房肥大

1. P 波时间＞0.12s。

2. P 波出现双峰,两峰距＞0.04s,一般后峰大于前峰。

3. P 波在 V1 导联双相时,Ptf＜－0.04mm·s。

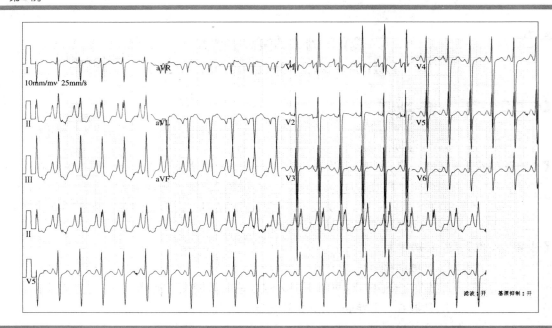

第2例　右心房肥大
（Right Atrial Enlargement，RAE）

【心电图诊断】　1. 窦性心动过速。

2. 右心房肥大。

3. 右心室肥厚。

【心电图特征】　窦性心律，心率 125 次/min。$P_{II、III、aVF}$直立，最高振幅达 0.65mV，P_{V1}双向，$Ptf_{V1} < -0.04mm \cdot s$。$P - R$ 间期 0.12s。$Q - T$ 间期 0.32s。额面电轴 $+135°$。QRS 波群 V1 呈 qRs 型，$R_{V1} = 2.0mV$，V5 呈 rS 型。

【诊 断 标 准】　右心房肥大

1. P 波高尖，$P_{II} \geqslant 0.25mV$，$P_{V2} \geqslant 0.15mV$。

2. P 波时间不延长。

【讨　　　论】　有报道认为，P_{V2} 振幅 $> 0.15mV$ 时，其诊断右心房肥大敏感性超过 $P_{II} > 0.25mV$。此 P 波多见于肺源性心脏病、肺动脉高压等疾病，也称为"肺型"P 波。

46

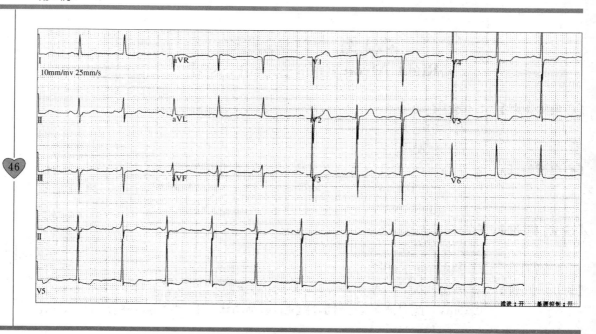

I aVR V1 V4
10mm/mv 25mm/s

II aVL V2 V5

III aVF V3 V6

II

V5

滤波：开　　基源抑制：开

第3例　左心室肥厚
(Left Ventricular Hypertrophy，LVH)

【心电图诊断】　左心室肥厚。

【心电图特征】　窦性心律,心率 65 次/min。P－R 间期 0.16s。Q－T 间期 0.38s。额面电轴
－20°。R_{V5}＋S_{V1}＝3.8mV,ST_{V4-V6}水平下移,$T_{I,aVL,V4-V6}$低平,T_{V1}＞T_{V5}。

【诊 断 标 准】　1. QRS 波群肢体导联电压改变:(1) R_I＞1.5mV;(2) R_I＋S_{III}＞2.5mV;
(3) R_{aVL}＞1.2mV;(4) R_{aVF}＞2.0mV。QRS 波群胸导联电压改变:(1)
R_{V5}＞2.5mV;(2) R_{V5}＋S_{V1}＞4.0mV(男),R_{V5}＋S_{V1}＞3.5mV(女)。

2. 心电轴改变:左偏不超过－30°。

3. QRS 波群时间延长,V5 室壁激动时间(VAT)≥0.05s。

4. ST 段与 T 波改变:以 R 波为主导联 ST 段下降,T 波低平、双向或倒置。

【讨　　　论】　该患者女性,55 岁。对于左心室肥厚目前有一种理论认为,电压增高(以胸前
导联为主)加以 ST－T 改变,对诊断左心室肥厚较为准确,但仍需结合临床。

47

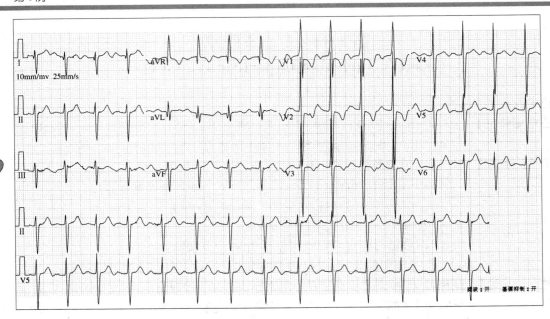

48

第4例　右心室肥厚
(Right Ventricular Hypertrophy，RVH)

【心电图诊断】　1. 右心室肥厚。

　　　　　　　　2. 一度房室阻滞。

【心电图特征】　窦性心律,心率 83 次/min。P－R 间期 0.24s。额面电轴＋234°。aVR 呈
qR 型,R_{aVR}＝1.1mV。V1－V3 呈 Rs 型,R_{V1}＝2.0mV。V4－V6 呈 rS
型。T_{V1-V3}倒置。

【诊 断 标 准】　右心室肥厚

　　　　　　　　1. QRS 波群电压改变：

　　　　　　　　(1) R_{V1}≥1.0mV；(2) R_{V1}＋S_{V5}＞1.2mV；(3) V1 R/S＞1,V5 R/S＜1；

　　　　　　　　(4) R_{aVR}≥0.5mV。

　　　　　　　　2. 电轴可达＋110°。

　　　　　　　　3. VAT_{V1}≥0.03s。

　　　　　　　　4. ST－T 改变。

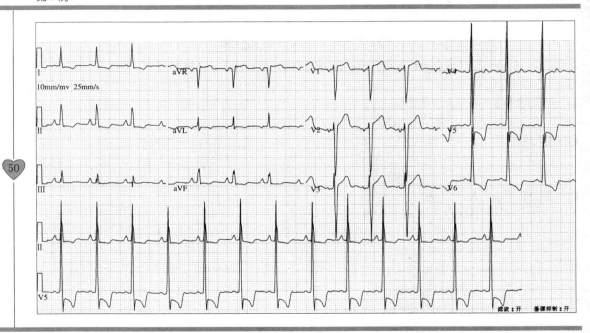

50

第5例 左心室肥厚

(Left Ventricular Hypertrophy, LVH)

【心电图诊断】 左心室肥厚。

【心电图特征】 窦性心律,心率 83 次/min。$P_{II、III、aVF}$直立,P_{V1-V4}双向。$P-R$ 间期 0.16s。QRS 波群电压 $R_{V5}+S_{V1}=5.8mV$。$ST_{I、II、aVF}$水平型下移,$ST_{V5、V6}$明显下移达0.3mV。$T_{I、II、aVF}$双向,$T_{V5、V6}$倒置。

【诊 断 标 准】 1. QRS 波群电压改变(符合左心室肥厚电压标准)。

2. QRS 波群时间延长但不超过 0.11s。

3. 电轴轻度左偏。

4. ST 段降低及 T 波倒置。

【讨   论】 凡具有 QRS 波电压增高及 ST 段降低和(或)T 波低平倒置称为左心室肥厚;若只有 QRS 电压增高,没有 ST 段降低及 T 波倒置则称为左心室高电压。

51

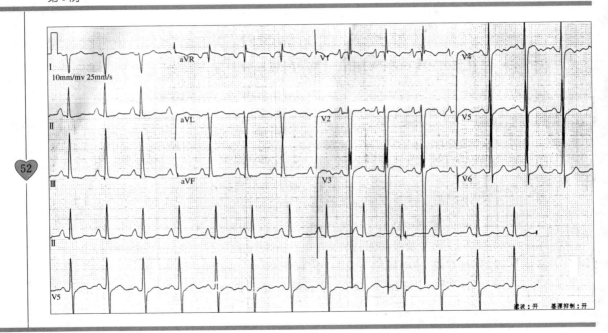

第 6 例　双侧心房肥大，双侧心室肥厚
（Biatrial Enlargement and Biventricular Hypertrophy）

【心电图诊断】　双侧心房肥大，双侧心室肥厚。

【心电图特征】　窦性心律，心率 83 次/min。$P_{II、III、aVF}$直立，振幅 0.3mV，时间 0.12s，P_{V1}双向，Ptf_{V1} $=-0.06mm \cdot s$。P-R间期 0.16s。额面电轴+117°。V1 呈 qRs 型，$R_{V1}=$ 1.35mV，$R_{V6}=4.5mV$，$S_{V2}+R_{V6}=6.7mV$。$ST_{V5、V6}$下移，$T_{II、III、aVF}$低平。

【诊 断 标 准】　双侧心房肥大：(1) P 波时间>0.11s，P 波电压>0.25mV。(2) P 波可呈双峰，峰距≥0.04s。(3) $Ptf_{V1}<-0.04mm \cdot s$。

　　双侧心室肥厚可出现下列几种现象：(1) 仅表现一侧心室肥厚的特征(另一侧心室肥厚被掩盖)。(2) 同时出现双侧心室肥厚图形。(3) 近乎正常心电图(左右两侧心室电压相互抵消)。

53

［知识拓展］（Learning More：Pathological Changes of Atrial Enlargement and Ventricular Hypertrophy）

心房肥大、心室肥厚的病理性改变

心房肥大的病理性改变主要为心房扩张，很少伴有心房壁增厚，心房除极顺序为右心房—房间隔—左心房。

右心房肥大时，P 波时限不延长，仅有 P 波振幅增高，最多见 $P_{II、III、aVF}$ 高尖。另应注意与一过性肺型 P 波的区别，脑部疾患急性期常一过性出现，术后可迅速下降。

因为左心房最后除极，所以左心房肥大时 P 波时限延长，常＞0.11s，P 波呈双峰且第二峰大于第一峰。

心室肥厚的病理性改变为心室肌纤维增粗、增长，而肌纤维数量并不增多。心室肥厚是由于心室舒张期或（和）收缩期负荷过重所致。心室肥厚可通过心超、X 光和心电图检查进行诊断，但以心电图最为简单、方便。心电图诊断心室肥厚的条件有：(1) 电压增高。(2) ST－T 改变。(3) 电轴偏移。电压增高标准一般有较高特异性。但左心室肥大应注意与引起左心室外膜面导联电压增高，如健康胸壁较薄（瘦长体型）的男青年、预激综合征等相鉴别。

正常情况下，因右心室壁厚度只有左心室壁厚度的 1/3，所以只有当右心室肥厚到相当程度时，心电图才会表现为明显右心室肥厚的特征。因而心电图诊断右心室肥厚的敏感性低于左心室肥厚。

三、心肌梗死
（Myocardial Infarction，MI）

10mm/mv 25mm/s

缺血型　　　　　　　　损伤型　　　　　　　　坏死型

第 1 例　心肌梗死概述
（Summary of Myocardial Infarction）

心肌梗死时,因冠状动脉血流中断造成了心肌缺血→损伤→坏死一系列病理变化,使心电图 QRS 波群、ST 段、T 波出现典型系列变化。

1. 缺血型改变:由正常 T 波逐渐过渡到缺血型 T 波。其特点如下:(1) 升肢与降肢对称。(2) 顶端变为尖耸。(3) T 波由直立变为倒置。

    A 图为正常 ST－T;B 图为心内膜缺血;C 图为心外膜缺血。

2. 损伤型改变:(1) ST 段向上或向下偏移。(2) ST 段呈"单向曲线"样形态改变。

    A 图为正常 ST－T;B 图为心外膜损伤;C 图为心内膜损伤。

3. 坏死型改变:出现异常宽大、增深的 Q 波。

    A 图为正常 ST－T;B 图为急性期心肌坏死;C 图为陈旧性心肌坏死。

缺血型、损伤型改变是可逆性的,坏死型改变是不可逆的。

57

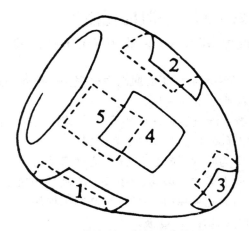

不同部位心肌梗死定位图

1.膈面；2.前侧面；3.心尖部；4.正前面；5.正后面

第 2 例　心肌梗死定位
（Localization of Myocardial Infarction）

	I	II	III	aVR	aVL	aVF	V1	V2	V3	V4	V5	V6	V7	V8	V9	V3R	V4R	V5R
前　壁	±				±			±	+	+	±							
前侧壁	±				±			±	+	+	+	+	±					
前间壁	±				±		+	+	±									
高侧壁	+				+						±	+						
下　壁		+	+			+												
正后壁		±	±			±							+	+	+			
后侧壁	+					+							+	+	+			
后下壁		+	+			+							±	+	+			
右心室		±	±			±	+	±								+	+	+

59

60

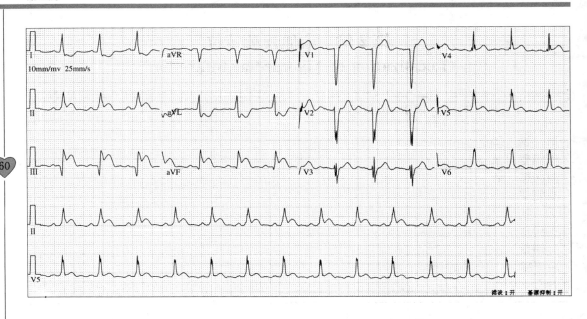

I   aVR   V1   V4

10mm/mv 25mm/s

II   aVL   V2   V5

III   aVF   V3   V6

II

V5

滤波 1 开   基源抑制 1 开

第3例 急性下壁心肌梗死
(Acute Inferior Myocardial Infarction)

【心电图诊断】 急性下壁心肌梗死。

【心电图特征】 P波规律出现,心率 80 次/min。P－R 间期 0.18s。QRS 时间 0.11s。Q－T 间期 0.40s。$Q_{III、aVF} > 0.04s$。V5、V6 导联呈 R 型。$ST_{II、III、aVF}$ "弓背样" 抬高,$ST_{I、aVL}$ 压低。

【诊断标准】 1. II、III、aVF 导联出现缺血型(T 波倒置)、损伤型(ST 段抬高)、坏死型 (异常 Q 波)变化。

2. 有动态衍变。

【讨　　　论】 ST 段的升高在超急性期呈直线向上,与高耸直立的 T 波相连,斜形抬高而 且不对称;损伤期的"单向曲线"升高呈凸面向上弓背状,光滑地移形为 T 波,形成一个对称的抛物线。此种心电图表现是急性心肌梗死发展的特征。

61

62

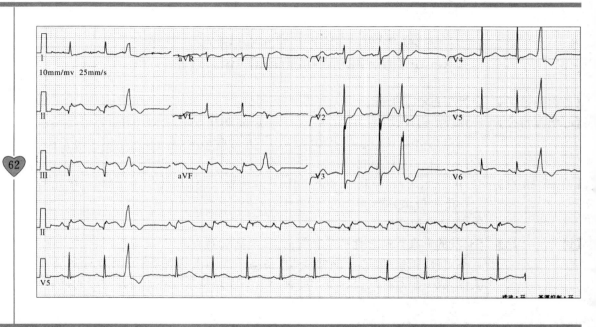

第4例 急性下壁心肌梗死
（Acute Inferior Myocardial Infarction）

【心电图诊断】 1. 急性下壁心肌梗死。

2. 室性期前收缩。

【心电图特征】 窦性心律，心率 82 次/min。P－R 间期 0.17s。Ⅱ、Ⅲ、aVF 呈 qR 型，$Q_{Ⅲ、aVF} > 0.04s$，Ⅱ、Ⅲ、aVF 的 ST 段呈"单向曲线"样抬高 $> 0.1mV$，$ST_{aVL、V_2、V_3}$ 压低 $> 0.05mV$。Q－T 间期 0.36s。长 Ⅱ 导联第 3 个 QRS 波提前出现，QRS 波群宽大畸形，未见 P 波，代偿间期完全，系室性期前收缩。

【讨　　论】 有些学者认为，急性下壁心肌梗死合并胸导联 ST 段压低，其预后比没有胸导联 ST 段压低者差；左胸导联（V4－V6）出现 ST 段压低比右胸导联（V1－V3）出现 ST 段压低者差。

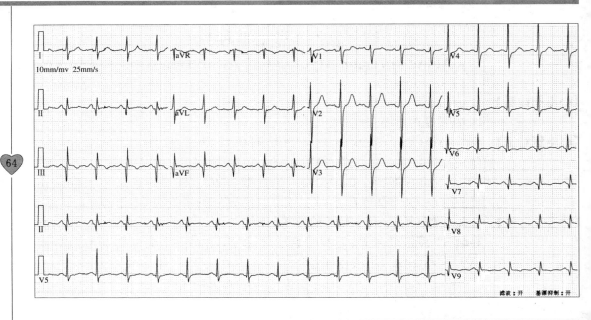

10mm/mv 25mm/s

64

第 5 例　下壁及后壁心肌梗死
（Inferior and Posterior Myocardial Infarction）

【心电图诊断】　下壁及后壁心肌梗死。

【心电图特征】　P 波规整,心率 94 次/min。P－R 间期 0.14s。Q－T 间期 0.35s。Ⅱ、Ⅲ、
　　　　　　aVF 导联的 Q 波＞R 1/4, V6~V9 导联见异常 Q 波。$ST_{Ⅱ、aVF}$ 轻度抬高,
　　　　　　T_{V6-V9} 倒置。

【讨　　　论】　由于下壁心肌梗死易合并右心室及后壁心肌梗死,故此类病人应加做 V7、
　　　　　　V8、V9、V3R－V6R 导联,以增加该部位心肌梗死的检出率。

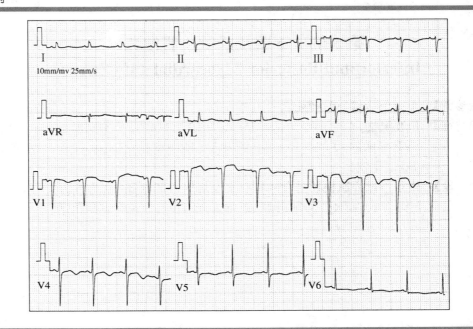

66

第 6 例　急性前间壁心肌梗死
（Acute Antero-septal Myocardial Infarction）

【心电图诊断】　1. 急性前间壁心肌梗死。

　　　　　　　　2. 房性期前收缩。

【心电图特征】　各导联 P 波规律出现,心率 88 次/min。P－R 间期 0.12s。QRS 时间 0.08s。V1－V3 呈
QS 型,ST 段抬高>0.1mV, aVR 导联第 3、4 个 QRS 波群为提前出现的房性期前收缩。

【诊断标准】　急性前间壁心肌梗死

　　　　　　　1. V1－V3 导联出现缺血型(T 波倒置)、损伤型(ST 段抬高)、坏死型(异常 Q 波)变化。

　　　　　　　2. V5、V6 导联 Q 波消失。

　　　　　　　3. 有动态衍变。

【讨　　　论】　患者女性,66 岁,一氧化碳中毒昏迷 1 天。急查心电图呈现急性前间壁心肌梗死,心肌酶
谱明显升高。一氧化碳能引起组织缺氧,脑和心脏最易受损,导致冠状动脉痉挛。同时由
于老年人血液流变学改变及机体退行性变,使其在一氧化碳中毒时易发生心肌损害,出现
心绞痛、心肌梗死。

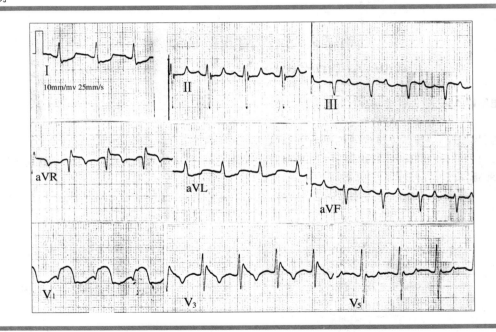

68

第 7 例　小儿急性前间壁心肌梗死
(Child Acute Antero-septal Myocardial Infarction)

【心电图诊断】　小儿急性前间壁心肌梗死。

【心电图特征】　P 波规律出现，心率 100 次/min。P_{aVR} 倒置。P－R 间期 0.15s。QRS 时间 0.08s，额面电轴−38°。V1 呈 QS 型，伴 ST 段"单向曲线"抬高。$ST_{I、aVL}$ 压低，$T_{II、III、aVF}$ 高耸。

【诊 断 标 准】　美国德州儿童医院所述儿童心肌梗死的心电图诊断标准为：

1. 新出现的宽 Q 波，时限＞35ms。
2. 先前存在的 Q 波幅度增加或时间延长＞35ms。
3. 连续观察出现新 Q 波。
4. Q 波切迹。
5. ST 段抬高≥2mV 和 QT_C＞440ms，同时出现其他证据。

【讨　　　论】　患儿男性，4 个月，高热 1 周，抽搐 1 天。

儿童发生心肌梗死很少见，常见病因：(1) 栓塞；(2) 重症心肌炎；(3) 川崎病；(4) 冠状动脉畸形。

69

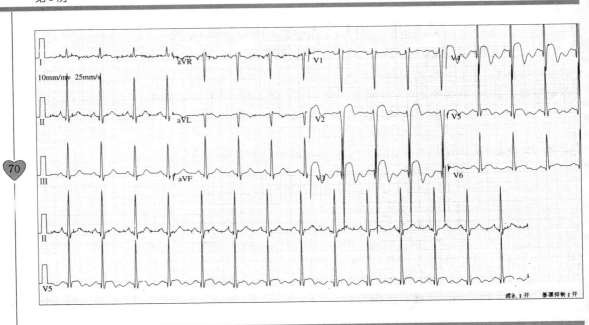

70

第8例　急性前壁心肌梗死
（Acute Anterior Myocardial Infarction）

【心电图诊断】　1. 急性前壁心肌梗死。

2. 左心室肥厚。

【心电图特征】　心率 89 次/min。$P_{II、III、aVF}$直立，P_{aVR}倒置。P－R 间期 0.12s。$r_{V2} < r_{V1}$，V3、V4 呈 qrS 型，q 波$\geq$0.04s。ST_{V2-V5}呈"单向曲线"样抬高。$R_{V5} + S_{V1} > 4.0mV$。

【诊 断 标 准】　急性前壁心肌梗死

1. V2－V4 导联出现缺血型（T 波倒置）、损伤型（ST 段抬高）、坏死型（异常 Q 波）变化。

2. 有动态衍变。

【讨　　　论】　患者男性，73 岁，有高血压史，突然剧烈胸痛 4 小时。

急性心肌梗死时，往往出现持续性胸骨后压迫性疼痛，虽然症状典型，但也需与"不典型"心绞痛、肺梗死、急性心包炎、胸膜炎、胰腺炎等相鉴别，及时进行一系列心电图检查，大多数患者可出现显著而特异的改变。

71

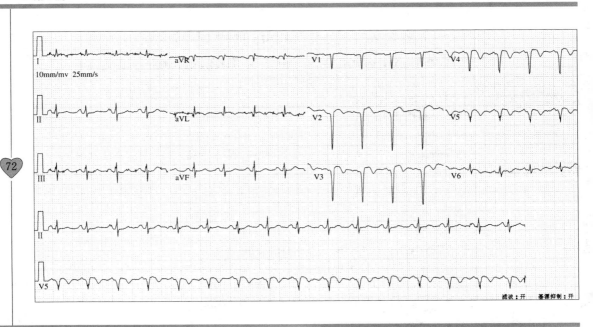

72

10mm/mv 25mm/s

I aVR V1 V4
II aVL V2 V5
III aVF V3 V6
II
V5

滤波：开   基源抑制：开

第 9 例　急性广泛前壁心肌梗死
（Acute Extensive Anterior Myocardial Infarction）

【心电图诊断】　急性广泛前壁心肌梗死。

【心电图特征】　P 波规律出现，$P_{I、II、aVF}$ 直立，P_{aVR} 倒置。心率 98 次/min。P － R 间期
0.19s。Q － T间期 0.33s。QRS 时间正常。V1 － V5 导联呈 QS 型，V2 －
V5 导联的 ST 段呈"单向曲线"抬高。

【讨　　　论】　患者男性，50 岁，突发胸前剧痛 6 小时。冠状动脉造影证实多支病变，并行
PTCA 加支架术。

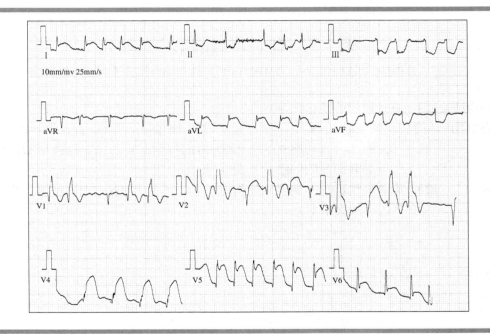

10mm/mv 25mm/s

第 10 例　急性广泛前壁及高侧壁心肌梗死
（Acute Extensive Anterior and High Lateral Myocardial Infarction）

【心电图诊断】　1. 心房颤动合并室内差异性传导。

　　　　　　　2. 急性广泛前壁及高侧壁心肌梗死。

【心电图特征】　P 波消失，代之以大小不等、快慢不一的 f 波。心室律绝对不齐，平均心室率 111 次/min。V1－V3 呈 QS 型。$ST_{I、aVL、V2-V6}$ 明显抬高，$ST_{II、III、aVF}$ 明显压低。V1 的第 1、2、4、5 个 QRS 波群和 V2 导联中第 1、2、4 个 QRS 波群及 V3 导联第 1、3、4 个 QRS 波群呈完全性右束支阻滞图形，考虑为室内差异性传导。

【讨　　　论】　急性心肌梗死时，相对应导联出现 ST 段压低，以前认为是"镜中现象"，目前，有些学者认为是"梗死远处的心肌缺血"，预后比没有 ST 段压低者差。连发的室内差异传导是发生了房室束的隐匿传导，即在第一次一侧束支传导受阻后，另一侧束支的冲动可逆向传入受阻侧的束支产生隐匿传导，使下一次冲动更容易在受阻侧束支内受阻，故被称为"蝉联现象"。

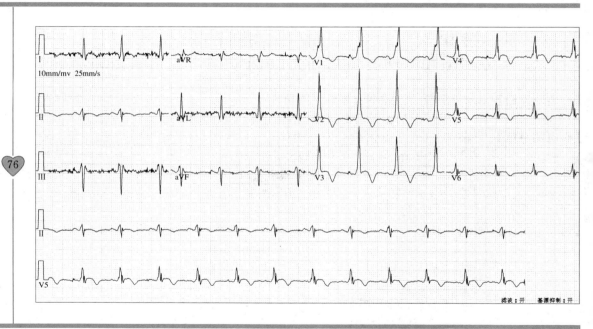

第 11 例 急性无 Q 波前壁心肌梗死合并双束支阻滞
(Acute Non-Q-Wave Anterior Myocardial Infarction with Double Bundle Branch Block)

【心电图诊断】 1. 急性无 Q 波前壁心肌梗死。

2. 完全性右束支阻滞。

3. 左前分支阻滞。

【心电图特征】 窦性心律,心率 77 次/min。P－R 间期 0.16s。QRS 时间＞0.12s,V1 呈宽大并有切迹的 R 波,额面电轴－45°。Ⅰ、aVL 呈 qRs 型,q 时间＞0.04s。Ⅱ、Ⅲ、aVF 呈 rSr′型。ST_{V3-V6}呈"单向曲线"抬高。

【讨　　论】 患者男性,70 岁,因突发心前区疼痛入院,心肌酶增高。

当前侧壁心肌梗死损伤了大部分左前分支时,在Ⅰ、aVL 出现大于 0.04s 的 Q 波,QRS 波群宽度可达 0.12s,以前称为"前侧壁梗死周围阻滞",实际上即为心肌梗死引起的左前分支阻滞。

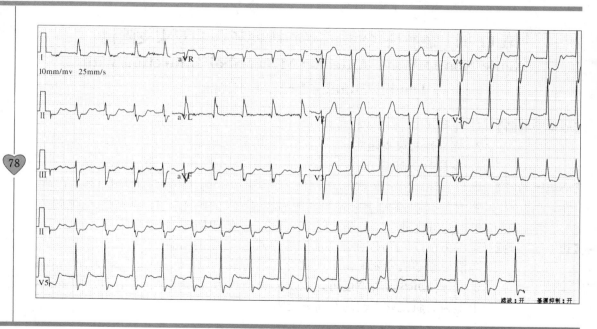

78

第 12 例　急性无 Q 波心肌梗死合并一度房室阻滞
（Acute Non-Q-Wave Myocardial Infarction with First Degree Atrioventricular Block）

【心电图诊断】　1. 急性无 Q 波心肌梗死。

2. 一度房室阻滞。

3. 交界性期前收缩。

【心电图特征】　窦性心律，心率 100 次/min。P－R 间期 0.24s。QRS 时间 0.11s，额面电轴－35°。ST$_{II、III、aVF、V3-V6}$ 压低＞0.1mV。第 9、12 个 QRS 波群提前出现，并有轻度变异，为交界性期前收缩。

【诊断标准】　急性无 Q 波心肌梗死

1. 一般只有 ST－T 改变。

2. ST 段压低及 T 波倒置明显且持久，并可能呈现衍变。

3. R 波较前明显减低。

【讨　　论】　急性心肌梗死具有 Q 波形成称为 Q 波型心肌梗死。部分急性心肌梗死 QRS 波群变化不一，ST 段压低、T 波持续倒置，心肌酶明显增高，称为无 Q 波心肌梗死（non Q-wave infarction）。这种心肌梗死要与一般心肌缺血、"早期复极综合征"、急性心包炎、脑血管出血性疾病、电解质紊乱等鉴别。

79

第 13 例

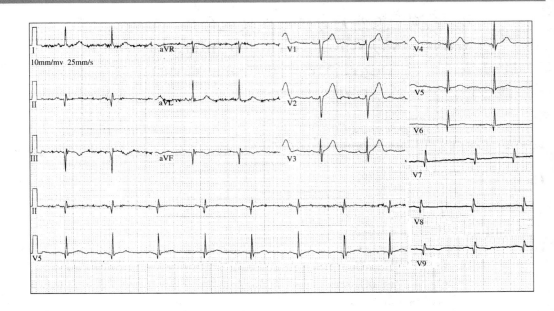

第 13 例　陈旧性下壁及后侧壁心肌梗死
（Old Inferior and Posterior Lateral Myocardial Infarction）

【心电图诊断】　陈旧性下壁及后侧壁心肌梗死。

【心电图特征】　窦性心律，心率 60 次/min。P－R 间期 0.16s。Ⅱ、Ⅲ、aVF、V5－V9 导
　　　　　　　联均见异常 Q 波。ST－T 无明显异常。Q－T 间期 0.44s。

【讨　　　论】　心电图对于急性心肌梗死的诊断相当可靠。但是对于陈旧性特别是下壁心
　　　　　　　肌梗死的诊断有时很困难。因为心脏位置变化、肺部病变及预激综合征等
　　　　　　　影响，仅凭Ⅱ、Ⅲ、aVF 导联的 Q 波来判断有无陈旧性心肌梗死很困难，如
　　　　　　　果合并其他导联，特别是侧壁，诊断陈旧性下壁心肌梗死是很可靠的。

81

82

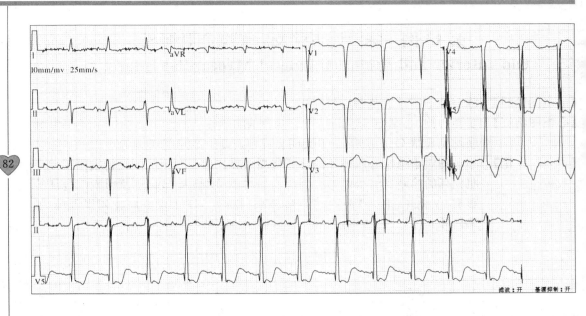

第 14 例　陈旧性前间壁心肌梗死
（Old Antero-septal Myocardial Infarction）

【心电图诊断】　1. 陈旧性前间壁心肌梗死。
　　　　　　　　2. 左心房肥大。
　　　　　　　　3. 左心室肥厚。

【心电图特征】　P 波规律出现，心率 78 次/min。P 波时间＞0.12s。P － R 间期 0.20s。
　　　　　　　V1 － V3 呈 QS 型，$S_{V1}＋R_{V5}＞4.0mV$。$ST_{V5、V6}$下降＞0.2mV。

【讨　　　论】　患者男性，67 岁，有心肌梗死史，近来经常胸闷、气急。
　　　　　　　左心室肥厚时，单从 V1 － V3 导联呈现 QS 波来判断陈旧性前间壁心肌梗
　　　　　　　死容易误诊，要结合有无心肌梗死病史。如果 V1 － V3 呈现 qrS 型可以支
　　　　　　　持陈旧性心肌梗死的诊断。

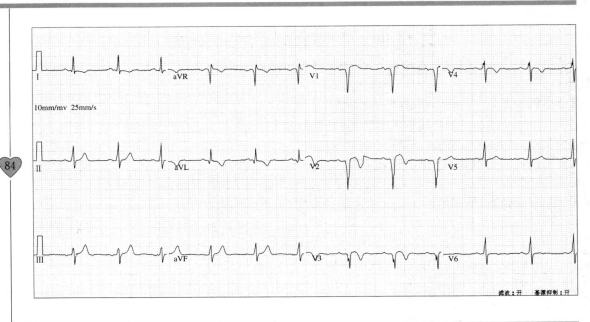

84

第 15 例 ST 段持续升高的前间壁心肌梗死
（Anterior Interstitial Myocardial Infarction with Continuous ST-Elevation）

【心电图诊断】 ST 段持续升高的前间壁心肌梗死。

【心电图特征】 P 波规整，P_{aVR} 倒置。心率 67 次/min。P－R 间期 0.18s。V1－V3 呈 QS 型，ST 段抬高＞0.1mV。

【诊断标准】 1. 符合急性心肌梗死心电图改变。

2. 持续 6 个月以上。

【讨　　论】 患者男性，52 岁，10 个月前患急性心肌梗死。

急性心肌梗死引起的 ST 段升高，往往数日内逐渐消失或者接近正常。如果 ST 段升高持续 6 个月以上，可考虑有心室壁瘤。但心室壁瘤的诊断要依据超声心动图以及核血池扫描等检查，不宜只凭 ST 段持续升高作出室壁瘤形成的诊断。

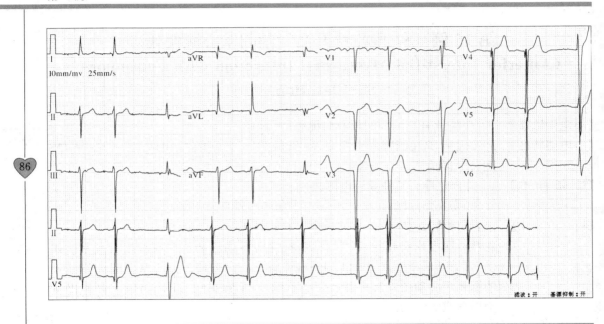

10mm/mv 25mm/s

第 16 例 陈旧性前壁心肌梗死合并左前分支阻滞
（Old Anterior Myocardial Infarction with Left Anterior Fascicular Block）

【心电图诊断】　1. 心房颤动。

2. 陈旧性前壁心肌梗死合并左前分支阻滞。

3. 左心室肥厚。

4. 室性逸搏。

【心电图特征】　P 波消失，代之以"f"波。心室律绝对不齐，平均心率 67 次/min。QRS 时间0.08s，额面电轴－63°。Ⅰ、aVL 呈 qR 型，Ⅱ、Ⅲ、aVF 呈 rS 型，$S_{Ⅲ} > S_{Ⅱ}$。V2、V3 呈 QS 型，V4 呈 qrS 型，$R_{V5} + S_{V1} = 4.0mV$。$ST_{V5、V6}$轻度下移。长Ⅱ、V5 导联见第 2 与第 3 个 QRS 波群间距较大，第 3 个 QRS 群波宽大、畸形、延迟出现，考虑为室性逸搏。

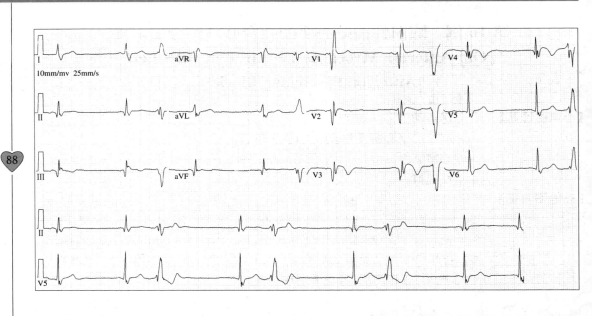

88

第 17 例　陈旧性前壁及下壁心肌梗死
(Old Anterior and Inferior Myocardial Infarction)

【心电图诊断】　1. 窦性心动过缓。

2. 陈旧性前壁及下壁心肌梗死。

3. 完全性右束支阻滞。

4. 室性期前收缩。

【心电图特征】　窦性 P 波，P_{aVR} 倒置，心率 44 次/min。QRS 时间 0.14s。V1 呈 rsR′型。Ⅱ、Ⅲ、aVF、V3、V4 导联见宽而深的 Q 波。ST－T 无明显改变。第 3、5、7 个 QRS 波群提前出现，形态宽大畸形，为室性期前收缩。

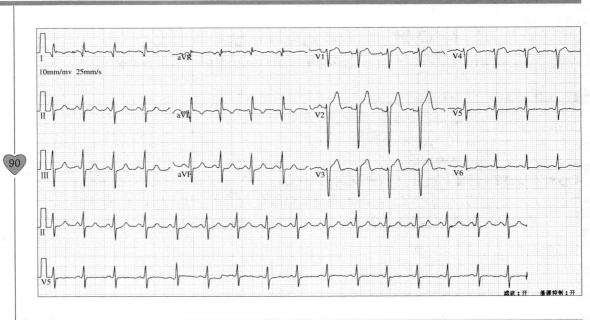

第 18 例　陈旧性高侧壁心肌梗死
(Old High Lateral Myocardial Infarction)

【心电图诊断】　陈旧性高侧壁心肌梗死。

【心电图特征】　窦性心律,心率 98 次/min。Ⅰ、aVL 有过深过宽的异常 Q 波。$ST_{Ⅱ、Ⅲ、aVF}$ 压低>0.05mV。

【讨　　论】　患者男性,55 岁,2 年前患急性高侧壁心肌梗死,并做了 PTCA 加支架术, 近期常感胸闷。

PTCA 术后的病人,如果再次出现症状,心电图原有心肌梗死的导联出现 ST－T 变化,应当怀疑原有病变的冠状动脉再狭窄;如果其他导联出现 ST－T变化,要考虑另外冠状动脉病变。

91

［知识拓展］(Learning More：Stage of Myocardial Infarction)

心肌梗死分期

典型心肌梗死分为以下四期：

(1) 超急性期：心肌梗死首先表现为心内膜下缺血，心电图表现为 T 波高尖。

(2) 急性期：此期心电图兼有心肌缺血、损伤、坏死的特征性改变。主要表现为 ST 段呈弓背向上的抬高，ST－T 形成单向曲线，然后 ST 段缓慢下降，T 波由高耸逐渐下降，呈对称性倒置，坏死性 Q 波出现。

(3) 亚急性期：抬高的 ST 段已恢复到等电位线，T 波倒置逐渐加深，可呈典型的冠状 T 波，然后又逐渐变浅，存在持久性坏死性 Q 波。

(4) 陈旧期：心肌梗死 3 个月后，ST－T 多数恢复正常，最主要表现为病理性 Q 波的存在。

急性非 Q 波心肌梗死：心电图表现为多导联 ST 段显著下降；T 波对称性倒置。较多见于多支冠状动脉病变，且有多次梗死的倾向。

需要注意的是，并非所有心肌梗死患者心电图均有坏死性 Q 波呈现。坏死性 Q 波产生的条件：① 梗死范围：梗死灶直径≥2cm 或梗死面积≥左心室的 10%。② 梗死心肌的厚度≥5mm 或＞心室壁厚度的 1/2。③ 心肌梗死部位：梗死心肌的除极时间处于心室除极的前 40 ms 内。

四、慢性冠状动脉供血不足
（Chronic Coronary Insufficiency）

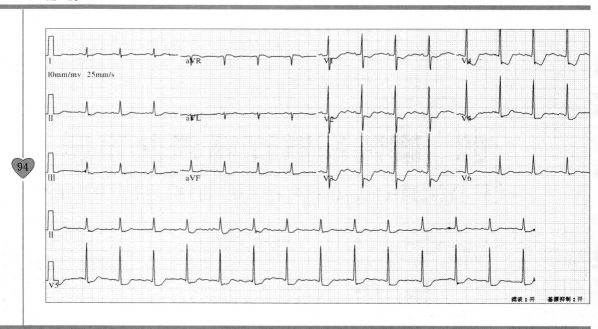

94

第1例 慢性冠状动脉供血不足(ST 段压低)
(Chronic Coronary Insufficiency (ST-segment Depression))

【心电图诊断】 慢性冠状动脉供血不足(ST 段压低)。

【心电图特征】 窦性心律,心率 88 次/min。P-R 间期 0.13s。Q-T 间期 0.33s。QRS 波群正常。$ST_{\text{II、III、aVF、V1-V5}}$ 下降 $\geqslant$0.05mV。

【诊 断 标 准】 1. 由于心肌供血减少而引起缺血型(T 波倒置)、损伤型(ST 段压低),甚至微细的坏死型改变。

2. 心肌的传导组织出现功能减退,引起阻滞或异位节律等心律失常。

【讨 论】 慢性冠状动脉供血不足,ST-T 变化缓慢,多数改变呈波动性,绝少发生"单向曲线"样改变。有些患者心绞痛症状明显,心电图有 ST-T 变化,运动试验阳性,冠状动脉造影示正常,称为"X 综合征",也称冠状动脉微血管病变,多见于女性。

96

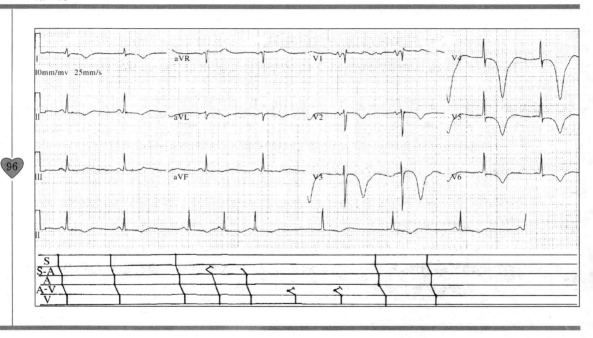

第2例　慢性冠状动脉供血不足（冠状 T）
（Chronic Coronary Insufficiency（Coronary T Wave））

【心电图诊断】　1. 窦性心动过缓。
2. 房性期前收缩。
3. 交界性逸搏。
4. 慢性冠状动脉供血不足（冠状 T）。

【心电图特征】　窦性心律，心率 49 次/min。P－R 间期 0.12s。长Ⅱ、V5 导联见第 4、5 个 P
波提前出现，形状与窦性略异，为连发房性期前收缩。第 6、7 个 QRS 波群缓
慢，间距 43 次/min，QRS 波群时间正常，属交界性逸搏。ST 段下移。各导联
T 波倒置，胸前导联 T_{V3-V6} 表现明显较深的对称性倒置，T_{V4} 深达2.0mV。

【讨　　论】　慢性冠状动脉供血不足在心电图上的表现可以呈各种形式，有的仅限于缺
血性 T 波改变，有些 T 波倒置对称并深而尖。须结合临床排除急性心肌梗
死或其他可以引起 T 波改变的原因。

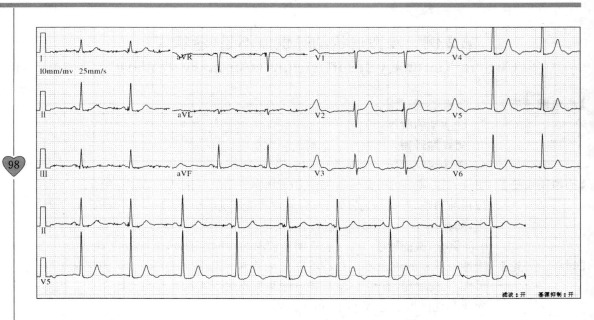

第3例 慢性冠状动脉供血不足（U 波倒置）
（Chronic Coronary Insufficiency（U Wave Inversion））

【心电图诊断】 1. 窦性心动过缓。
2. 慢性冠状动脉供血不足（U 波倒置）。

【心电图特征】 窦性 P 波匀齐，心率 57 次/min。P－R 间期 0.16s。Q－T 间期 0.40s。
ST$_{II、V4-V6}$呈水平型下降≥0.05mV。V3－V6 见 U 波倒置。

【讨　　论】 U 波是继 T 波后一个微小的波，方向应与 T 波一致。有人认为它是心室乳
头肌或浦肯野纤维的复极波。倒置 U 波被认为是冠状动脉左主干或左前
降支狭窄的可靠佐证。

100

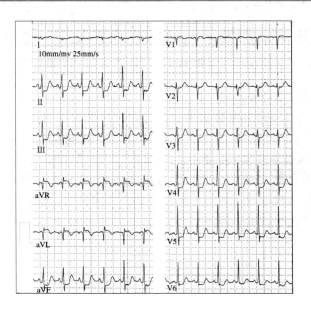

第 4 例 慢性冠状动脉供血不足（动态心电图 ST 段下降）
(Chronic Coronary Insufficiency (ST-segment Depression of DCG))

【心电图诊断】 1. 窦性心动过速。

2. 慢性冠状动脉供血不足（动态心电图 ST 段下降）。

【心电图特征】 窦性 P 波匀齐，心率 108 次/min。P－R 间期 0.16s。Q－T 间期 0.36s。
QRS 波群形态未见明显异常。$ST_{II、III、aVF、V_3-V_6}$ 呈水平型下降>0.05mV。

【诊 断 标 准】 目前对无症状心肌缺血的动态心电图诊断尚无公认的标准。有些学者提出
"三个一"的标准：

1. 以 R 波为主导联，ST 段呈水平或下斜型下降>1mV（J 点后 0.08s）。

2. 上述 ST 段压低持续时间>1min。

3. 下次发作需在前次 ST 段恢复至基线后至少 1min。

【讨 论】 患者男性，50 岁，心电图异常后做 12 导联动态心电图。此图为9:41Am出
现 ST 段下降时记录，持续 145s，患者没有症状。

[知识拓展] (Learning More：ECG Manifestations of Chronic Coronary Insufficiency)

慢性冠状动脉供血不足的心电图表现

慢性冠状动脉供血不足对心肌的影响主要表现在心室肌的复极,如 ST 段的偏移,T 波及 U 波的改变,QT 间期延长。

(1) ST 段改变(损伤型)：ST 段下移≥0.05mV,以下斜型和水平型具有临床诊断价值。ST 段上抬主要见于变异型心绞痛。

(2) T 波改变(缺血型)：当心内膜下缺血时,T 波高耸,通常肢导联 T 波>0.5mV,胸导联 T 波>1.0mV。当心外膜下缺血时,T 波呈对称性、深倒置(冠状 T 波)。

(3) U 波：以 R 波为主的导联 T、U 均应直立,若 U 波倒置为异常,常提示多支血管病变、乳头肌受累或室壁运动异常。运动试验 U 波从直立变为倒置,高度提示心肌供血不足。

(4) 可发生心律失常：包括房室阻滞、室内阻滞、期前收缩、房颤、阵发性心动过速(特别是室性心动过速),甚至室颤。

五、与疾病相关的心电图改变
（ECG Changes Associated with Disease）

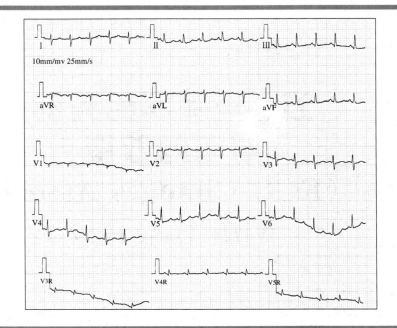

104

第 1 例　急性肺源性心脏病
（Acute Pulmonary Heart Disease）

【心电图诊断】　急性肺源性心脏病。

【心电图特征】　P 波匀齐,心率 115 次/min。P_{aVR} 倒置,$P_{II、III、aVF}$ 较尖耸。P－R 间期 0.12s。QRS 时间 0.08s。V1 呈 QS 型,V3R－V5R 呈 qR 型。ST_{V3-V6} 下降。Q－T 间期 0.32s。

【诊 断 标 准】　1. VAT_{V1-V3} 延长,T 波倒置。
　　　　　　　　2. V5 的 S 波增深,R/S 比例降低。
　　　　　　　　3. 心电图的易变性(随病情进展而迅速改变)。

【讨　　　论】　患者 56 岁,骨折 5 天后突然出现右心衰症状,超声心动图示右房、右室扩大,右房、右室内见异常团块回声。手术中在右房、右室、肺动脉内取出大量血栓。术后患者症状缓解。
　　　　　　　　急性肺源性心脏病心电图改变可用右心室突然扩大而引起转位来解释。此份心电图不典型,但从电轴右偏,V3R－V5R 呈 qR 型改变,仍要考虑右心室肥大;P 波较尖耸,要考虑右心房扩大,结合病史,支持急性肺源性心脏病。

105

106

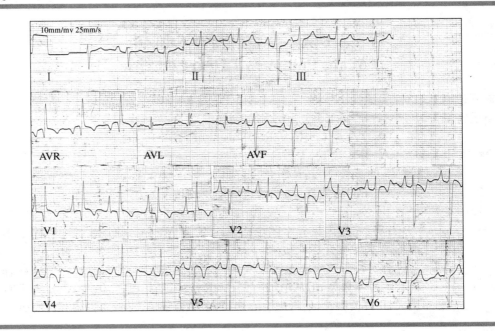

第 2 例　慢性肺源性心脏病
(Chronic Pulmonary Heart Disease)

【心电图诊断】　1. 右心房肥大。
　　　　　　　2. 右心室肥厚。

【心电图特征】　窦性心律,心率 70 次/min。各导联 P 波高尖,P_{V1} 达 0.85mV,呈类标枪型 P 波,P 波时间 0.09s。QRS 时间 0.10s,额面电轴-111°。V1 导联呈 qR 型,R_{V1}＝1.6mV。V5、V6 导联呈 rS 型,R/S≤1。

【诊 断 标 准】　慢性肺源性心脏病
　　　　　　　1. "肺型"P 波,P 波直立、尖耸,$P_{II、III、aVF}$＞0.25mV。
　　　　　　　2. 右心室肥厚。
　　　　　　　3. 低电压。
　　　　　　　4. 电轴右偏。

【讨　　　论】　由于肺动脉压长期升高,导致右心室肥厚、右心房肥大及顺钟向转位,多数合并肺气肿,心电图易出现低电压。

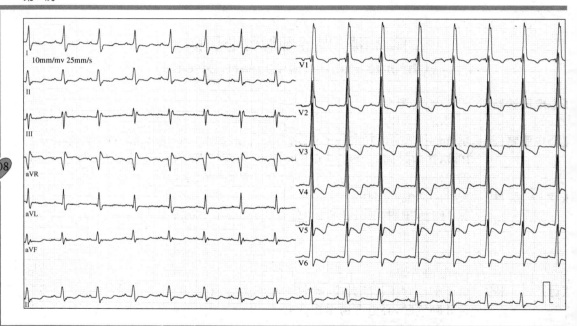

108

第 3 例　风湿性心脏病
（Rheumatic Heart Disease）

【心电图诊断】　1. 双侧心室肥厚。

　　　　　　　2. 左心房肥大。

【心电图特征】　P 波顺序发生，呈双峰，P_{V1} 倒置，时间 0.11s。心率 92 次/min。P－R 间期 0.18s。QRS 时间 0.13s。V1 呈 rSR′型，R_{V1} = 1.7mV，R_{V5} = 3.7mV。ST_{V3-V6} 下移，T_{V1-V6} 倒置。

【诊 断 标 准】　风湿性心脏病

　　　　　　　1. "二尖瓣型"P 波，P 波时间≥0.11s，呈双峰，后峰一般大于前峰，峰距达 0.04s。

　　　　　　　2. 心室肥厚。

　　　　　　　3. 出现各种心律失常。

【讨　　　论】　患者男性，风湿性心脏病换瓣术后。风湿性心脏病多为二尖瓣病变，也可侵犯其他瓣膜称联合瓣膜病。二尖瓣狭窄及关闭不全导致左心房扩张、肺循环血压增高以及右心室肥厚，并发展至全心肥大。

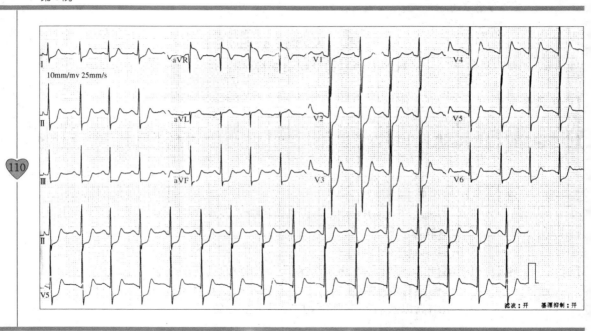

第4例 心 肌 炎
（Myocarditis）

【心电图诊断】 心肌损害。

【心电图特征】 窦性心律,心率 100 次/min。P－R 间期 0.16s。Q－T 间期 0.30s。QRS 时间正常。$ST_{I、II、III、aVF、V1-V6}$ 明显下移,最深达 0.65mV。

【讨　　论】 本例患者为 14 岁男性,体育课时晕倒,临床诊断病毒性心肌炎。ST－T 改变是心肌炎常见的心电图改变,但 ST 段广泛明显下移实属少见病例。心肌炎临床分为 4 型,心电图均有不同变化。

(1) 暴发型:以各种心律失常多见,有易变、多变特点,ST－T 出现"单向曲线"样改变。

(2) 重型:心脏增大,心电图出现多导联 T 波倒置、双向、低平及 ST 段下移。

(3) 中型:多出现房室阻滞或 T 波改变。

(4) 轻型:心脏大小正常,心电图出现期前收缩或一度房室阻滞。

112

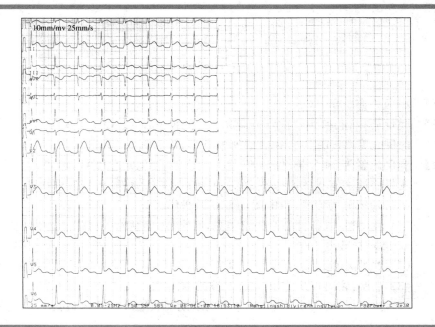

第5例 急性心包炎
（Acute Pericarditis）

【心电图诊断】 1. 一度房室阻滞。 2. ST 段抬高。

【心电图特征】 P 波规律出现，P－R 间期 0.24s，心率 97 次/min。QRS 时间 0.09s。$ST_{I、II、III、aVF、V2-V6}$ 抬高0.2～0.3mV，ST_{aVR} 下移。T 波直立。

【诊断标准】 急性心包炎
1. ST 段广泛性损伤型抬高达 0.1～0.3mV。 2. T 波常直立高耸。 3. 普遍低电压。 4. 心动过速。

【讨 论】 各种心包炎，不论病因如何，心电图特征都是相似的。急性期由于心外膜下心肌损伤，产生 ST 段升高，T 波直立。急性心包炎心电图需与急性心肌梗死鉴别。

急性心包炎与急性心肌梗死鉴别

	急性心包炎	急性心肌梗死
ST 段 T 波	弓背向下缓慢抬高 从直立到倒置变化较慢，倒置浅	弓背向上，R 波后迅速抬高 不久即出现 T 波倒置，倒置深
QRS 波群	电压低，无异常 Q 波	出现异常 Q 波
导联变化	上述变化发生在广泛导联	上述变化局限，对应导联有相反改变

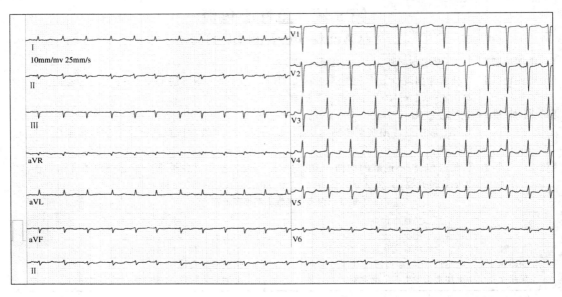

第 6 例　慢性心包炎
(Chronic Pericarditis)

【心电图诊断】　1. 心房颤动。
　　　　　　　　2. 低电压。
　　　　　　　　3. ST－T 改变。

【心电图特征】　P 波消失,代之以"f"波,心室率 129 次/min,并且绝对不齐。标准肢体导联
　　　　　　　　QRS 波群电压<0.5mV。ST－T 改变。

【诊 断 标 准】　慢性心包炎
　　　　　　　　1. T 波普遍倒置或低平。
　　　　　　　　2. QRS 波群呈低电压。
　　　　　　　　3. 窦性心动过速与急性期相比出现率低。

【讨　　　论】　由于心包内有渗出液,使心肌激动产生的电流发生"短路",在身体表面产生
　　　　　　　　的电位影响较平常为小,因而常有低电压的改变。该患者经超声心动图证
　　　　　　　　实,有心包炎、心包积液。

115

第 7 例

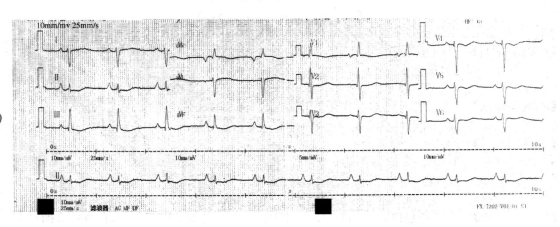

第7例　急性肺栓塞
（Acute Pulmonary Embolism）

【心电图诊断】　1. 肺型 P 波。

　　　　　　　2. 右心室肥大。

【心电图特征】　窦性心律，心率为 75 次/min。Ⅱ、Ⅲ、avF 导联 P 波高尖＞0.25mV。V1 导联呈 qR 型，V5、V6 导联呈 rS 型。电轴右偏＞+110°。

【讨　　论】　急性肺栓塞是指内源性或外源性栓子阻塞肺动脉引起突发肺动脉高压致肺循环功能障碍的临床病理生理综合征。心电图常见的典型改变为：(1) 窦性心动过速是最常见的现象。心率通常在 100～125 次/min 之间。(2) 新发生的右束支阻滞是肺动脉主干完全堵塞的标志。(3) 典型的 $S_I Q_{III} T_{III}$ 是急性肺栓塞常见而重要的心电图改变，但不是确诊图形。它反映急性右心室扩张。(4) 胸导联 T 波倒置是急性肺栓塞最常见的改变之一，多出现在 V1 - V3 导联，V1、V2 导联出现 T 波倒置已有诊断价值。T 波倒置多呈对称性，倒置的深度不等，由右向左逐渐变浅，这是与冠心病引起的 T 波倒置的鉴别点。(5) P 波增高，类似于"肺型 P 波"。

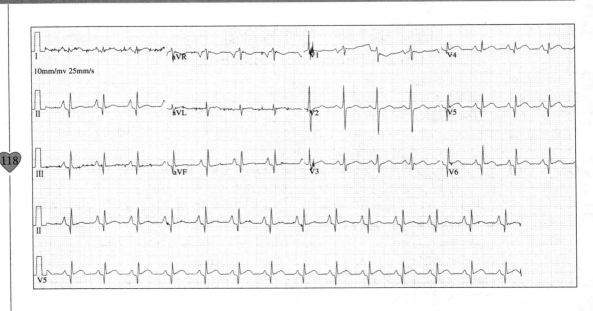

10mm/mv 25mm/s

第8例　肥厚型心肌病
（Hypertrophic Cardiomyopathy）

【心电图诊断】　1. 双心房肥大。
　　　　　　　　2. 异常 Q 波。

【心电图特征】　窦性心律，心率 88 次/min。$P_{II、III、aVF}$高尖，电压≥0.03mV，P_{V1}双向。P-R
　　　　　　　　间期0.16s。II、III、aVF、V5、V6 导联见异常 Q 波，Q 波深度大于本导联
　　　　　　　　R 1/4。ST_{V4-V6}轻度抬高，T 波正常。

【诊 断 标 准】　1. 异常 Q 波。　　2. ST 段和 T 波改变。　　3. 电轴左偏。
　　　　　　　　4. 左心室肥厚。　　5. 传导障碍。　　　　　6. 异位心律。

【讨　　　论】　肥厚型心肌病很少出现正常心电图。由于病变主要累及左心室及室间隔，
　　　　　　　　异常 Q 波是肥厚型心肌病常见的心电图改变之一，其特点往往深而不宽。
　　　　　　　　在同一导联 T 波常直立。此特点有助于与心肌梗死鉴别。该患者超声心
　　　　　　　　动图检查证实为肥厚型心肌病。

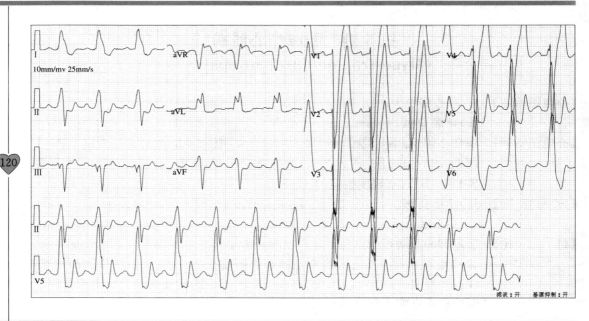

120

第9例　扩张型心肌病
（Dilated Cardiomyopathy）

【心电图诊断】　完全性左束支阻滞合并左心室肥厚。

【心电图特征】　P波规律出现,心率75次/min。P－R间期0.20s。额面电轴－62°,QRS时间0.20s。Ⅰ、aVL、V5、V6呈R型,R波粗钝有切迹。$R_{V5}+S_{V1}=8.0mV$。$ST_{Ⅱ、Ⅲ、aVF、V5、V6}$下移,T_{V1-V4}高尖。

【讨　　　论】　该患者男性,48岁。临床诊断心肌病。超声心动图诊断:左心室大。

扩张型心肌病患者的心电图几乎都不正常。死亡病例分析显示扩张型心肌病心电图呈室内阻滞的死亡率最高,但是左心室肥厚的发生率明显低于肥厚型心肌病。

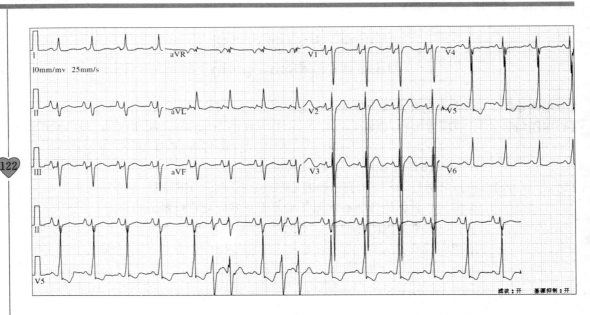

第 10 例　扩张型心肌病
（Dilated Cardiomyopathy）

【心电图诊断】 1. 左心室肥厚。2. 左前分支阻滞。3. 室性期前收缩。4. 心房肥大。

【心电图特征】 心率 83 次/min。$P_{II、III、aVF}$ 高尖，$P_{V1、V2}$ 双向，$Ptf_{V1}=-0.06mm \cdot s$。额面电轴$-50°$。II、III、aVF 呈 rS 型，$S_{III}>S_{II}$，I 呈 R 型，aVL 呈 qR 型。$R_{V5}+S_{V1}=4.6mV$。$ST_{V5、V6}$ 下移，$T_{V5、V6}$ 负正双向。长 II、V5 导联第 6、7、9、10 个 QRS 波群畸形，其前无 P 波，为提前出现的室性期前收缩。

【诊断标准】 1. 异常 Q 波，发生率为 11％。2. ST－T 改变，ST 段呈水平型降低。3. 心室肥厚，发生率明显低于肥厚型心肌病。4. 阻滞。5. 异位心律，室性期前收缩最常见。

【讨　　　论】 扩张型心肌病以心腔扩张为主而心室壁肥厚相对不明显，但仍可出现左心室肥厚图形。心电图异常以异位搏动及异位心律最常见，其次为阻滞和 ST－T 改变，这也是与肥厚型心肌病明显不同之处。

123

124

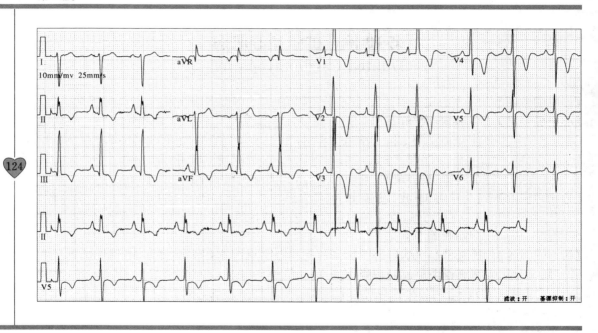

第 11 例　房间隔缺损
（Atrial Septal Defect，ASD）

【心电图诊断】　1. 右心房肥大。

　　　　　　　　2. 右心室肥厚。

【心电图特征】　窦性心律，$P_{II、III、aVF、V2-V4}$ 高尖达 0.3mV。P − R 间期 0.16s。额面电轴 +127°。V1 呈 qR 型，R_{V1} = 3.1mV，V6 呈 rS 型。$ST_{II、III、aVF、V1-V4}$ 下移，$T_{II、III、aVF、V1-V5}$ 倒置。

【诊断标准】　根据缺损程度表现如下：

　　　　　　　1. 正常心电图。

　　　　　　　2. 多呈右束支阻滞或右心室肥厚及右心房肥大。

　　　　　　　3. 电轴右偏。

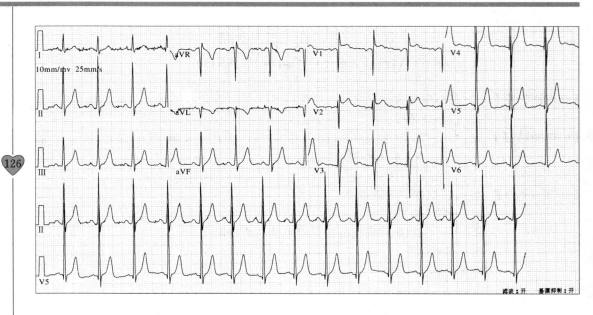

第 12 例　室间隔缺损
（Ventricular Septal Defect，VSD）

【心电图诊断】　1. 左心室肥厚。

　　　　　　　2. 不完全性右束支阻滞。

【心电图特征】　心率 83 次/min。P － R 间期 0.16s。额面电轴＋78°。V1 呈 rSR′型，R_{V5} ＝ 3.7mV，R_{V5}＋S_{V1}＝4.9mV。ST 段、T 波正常。

【诊 断 标 准】　室间隔缺损根据缺损程度心电图表现如下：

　　　　　　　1. 正常心电图。

　　　　　　　2. 右束支阻滞（不完全性或完全性）。

　　　　　　　3. 左心室肥厚，少数可有右心室肥厚伴劳损及双侧心室肥厚。

【讨　　　　论】　患者为 19 岁男性，超声心动图检查证实为室间隔缺损。室间隔缺损使左心室血液返流入右心室，因而心电图上常表现左心室肥厚图形。

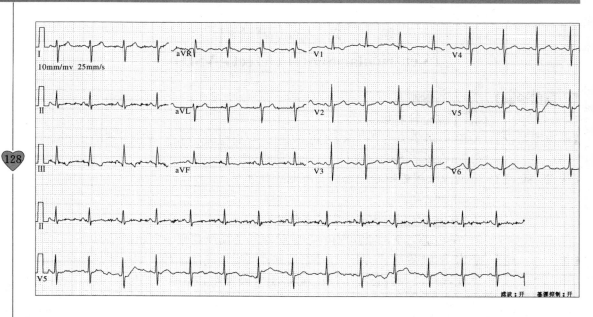

第 13 例　法洛四联征
(Tetralogy of Fallot)

【心电图诊断】　法洛四联征。

【心电图特征】　窦性心律,心室率 88 次/min。P－R 间期 0.14s。Q－T 间期 0.32s。额面
电轴＋115°。V1 呈 qR 型,V2－V6 呈 RS 型。

【诊 断 标 准】　1. 右房肥大及右心室肥厚。
2. 右胸前导联 R 波相对明显增高。

【讨　　　论】　法洛四联征即肺动脉狭窄、右心室肥厚、室间隔缺损、主动脉骑跨。目前有
多种不典型法洛四联征,也有人认为,有肺动脉狭窄、大室间隔缺损即为不
典型法洛四联征。心电图表现不是法洛四联征特有,因而诊断法洛四联征
还需结合临床及其他相关检查。

129

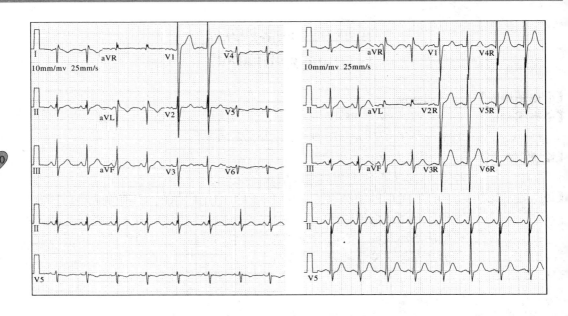

130

第14例 右 位 心
(Dextrocardia)

【心电图诊断】 右位心。

【心电图特征】 Ⅰ、aVL 导联 QRS 波群呈 Qr 型。P_{aVR}倒置,QRS 波群主波向上。aVF 呈 RS 型。胸导联 V1－V6 R 波逐渐减小,R/S 比例逐渐减小。

【诊 断 标 准】 1. Ⅰ、aVL 导联 P－QRS－T 波群均向下倒置。

2. aVR 导联貌似正常心脏位置的 aVL 图形,aVF 与正常相同。

3. 自 V1－V5 导联 R 波逐渐减小,S 波逐渐增深,R/S 比例逐渐减小。

【讨 论】 右位心是一种先天性畸形。它是整个内脏转位的一部分,左心室在右侧,右心室在左侧。为证实右位心,操作时将左右手导联电极互换,胸前导联 V1 与 V2 互换,再加做 V3R、V4R、V5R、V6R,即呈现正常心电图(如右图)。

131

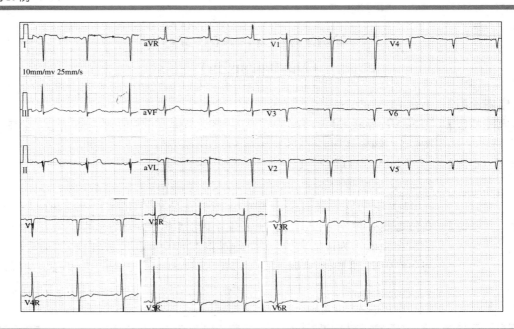

10mm/mv 25mm/s

第 15 例　右位心合并左心室肥厚
（Dextrocardia with Left Ventricular Hypertrophy）

【心电图诊断】　右位心合并左心室肥厚。

【心电图特征】　Ⅰ、aVL 导联 P－QRS－T 波群均向下，aVR 导联 P 波直立。
V1－V5 导联 R 波逐渐变小，R/S<1。加做 V2R－V6R 导联，呈现正常的心电图。$R_{V5R}+S_{V1}=3.5mV$。$ST_{V4R-V6R}$ 下移，$T_{V5R,V6R}$ 低平。

【讨　　论】　该患者女性。右位心可同时合并左、右心室肥厚及房室束支阻滞。本例图右位心已确定，伴有左心室电压增高及 ST－T 改变，可诊断右位心合并左心室肥厚。

133

六、药物及电解质紊乱对心电图的影响

（Effects of Medication and Electrolytes disturbance on ECG）

136

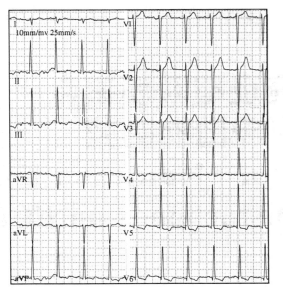
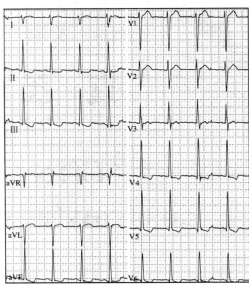

第 1 例　洋地黄类作用
（Digitalis Effect）

【心电图诊断】　1. 左心室肥厚。

　　　　　　　2. 洋地黄作用。

【心电图特征】　服药前（左图）：P 波匀齐，心率 88 次/min。$P_{I、II、aVF}$直立，P_{aVR}倒置。P－R

　　　　　　　间期 0.15s。QRS 时间 0.10s。$S_{V1}+R_{V5}>4.0mV$，伴 ST－T 改变。

　　　　　　　服药后（右图）：$ST_{II、III、aVF}$下降更明显，为服洋地黄所致。

【诊 断 标 准】　洋地黄类制剂的应用会引起 ST－T 形态变化：ST 段倾斜下降，T 波前肢

　　　　　　　与 ST 段融合，然后突然上升，Q－T 间期缩短。

【讨　　　　论】　洋地黄应用会引起心电图波形的改变，洋地黄作用不能视为洋地黄的毒性

　　　　　　　反应。

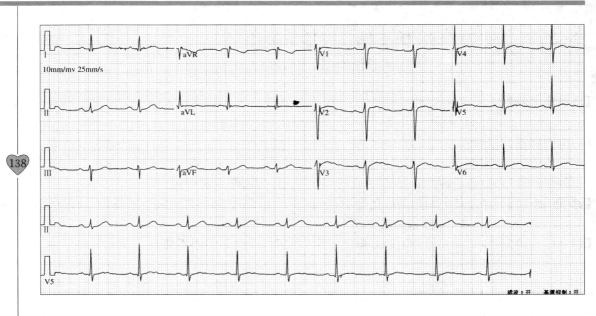

第 2 例　长 QT 综合征

（Long Q-T Syndrome，LQTS）

【心电图诊断】　Q－T 间期延长。

【心电图特征】　心律齐，心率 60 次/min。$P_{I、II}$ 直立，P_{aVR} 倒置。P－R 间期 0.20s。QRS 波群无明显异常。T_{V2-V5} 有切迹。Q－T 间期 0.46s。

【讨　　　论】　长 QT 综合征，包括先天性长 QT 综合征（LQTS）和后天获得性 QT 延长综合征。LQTS 包括两种变异型：一类多具有家族遗传史，伴有先天性耳聋；另一类不伴有先天性耳聋。传统认为 QTc 超过 440ms 为 QT 延长，但正常年轻女性的 QTc 可达到 460ms。LQTS 患者还可出现 T 波振幅和极性的交替性变化，T 波可以是双向或有切迹。有些药物也可导致 QT 间期延长。此综合征以发生晕厥或心脏骤停为其典型的临床表现。心电图易出现频发尖端扭转型室性心动过速甚至室颤而致猝死。

139

140

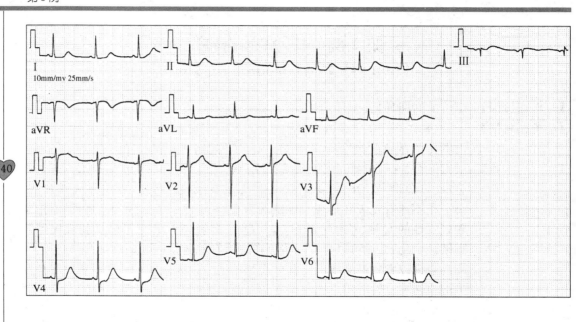

I
10mm/mv 25mm/s
II
III
aVR
aVL
aVF
V1
V2
V3
V4
V5
V6

第3例　有机磷农药中毒
（Organophosphorus Pesticide Toxicity）

【心电图诊断】　1. Q－T间期延长（农药所致）。
　　　　　　　　2. ST段下降。

【心电图特征】　窦性P波匀齐，心率65次/min。P－R间期0.12s。QRS波群无异常。ST_{V4-V6} 压低>0.05mV。Q－T间期0.56s。

【讨　　　论】　患者女性，65岁，自服蚜清灵100ml，抢救中出现休克。
　　　　　　　　蚜清灵是除虫菊酯农药，对人有中度毒性。以上心电图变化可能是该药所致。
　　　　　　　　有机磷农药、毒蛇咬伤均会对心脏有损伤作用，引起异位心律失常、ST－T改变、Q－T间期延长。

141

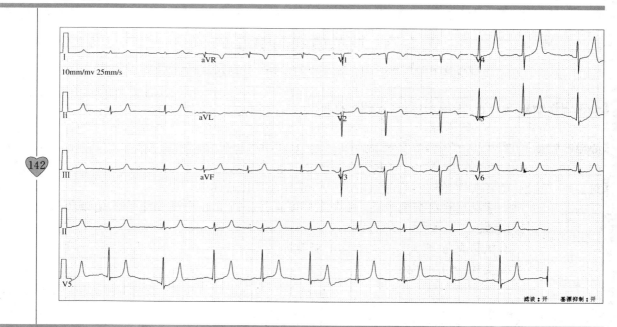

142

I

10mm/mv 25mm/s

aVR

V1

V4

II

aVL

V2

V5

III

aVF

V3

V6

II

V5.

滤波：开   基漂抑制：开

第 4 例 高血钾合并低血钙
（Hyperkalemia with Hypocalcemia）

【心电图诊断】　1. 窦性心律不齐。

2. 高血钾合并低血钙。

【心电图特征】　窦性 P 波不匀齐，最大 P－P 间期相差 0.16s，心率 61 次/min。P－R 间期 0.17s。QRS 波群无异常。ST 段水平延长，T 波异常升高、尖耸，以 V3－V5 明显。Q－T 间期 0.44s。

【诊 断 标 准】　高血钾：T 波高耸、Q－T 间期缩短。

低血钙：ST 段延长，T 波宽度仍正常，但总的 Q－T 间期延长。

【讨　　　论】　患者男性，70 岁，尿毒症，血钾 5.9mmol/L，血钙 1.2mmol/L。当血钾 大于 5.5mmol/L 时，T 波尖耸；大于 6.5mmol/L 时，QRS 波可增宽；大于 7.0mmol/L，P 波振幅减小，时间延长；大于 8.5mmol/L 时，P 波消失，出现 "窦室传导"；大于 10mmol/L 时常出现室性心律、心室停搏或室颤。

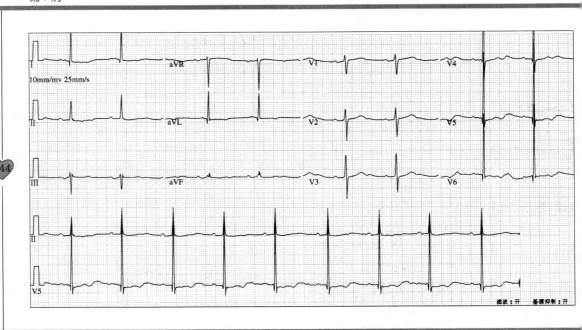

144

第5例 低 血 钾
（Hypokalemia）

【心电图诊断】 1. 窦性心动过缓。
2. 左心室肥厚。
3. 低血钾。

【心电图特征】 窦性 P 波规律出现，心率 57 次/min。P－R 间期 0.20s。Q－T 间期 0.48s。$R_{V5}=3.3$mV。$ST_{I、aVL、V5、V6}$压低，$T_{I、II、V4-V6}$低平，V4－V6 的 U 波大于 T 波。

【诊断标准】 低血钾
1. T 波降低，U 波明显，有时超过 T 波。
2. T－U 融合，可呈驼峰状，Q－T 不易测量。

【讨 论】 患者女性，68 岁，高血压病史，腹泻、少食、呕吐 1 周，伴乏力 1 天。血钾 2.4mmol/L。低血钾可引起各种异位心律，加重洋地黄中毒。

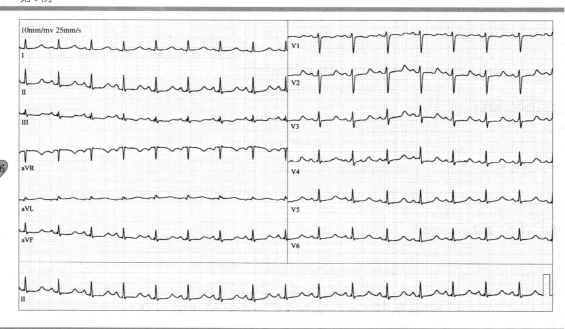

第6例　低　血　钙
（Hypocalcemia）

【**心电图诊断**】　低血钙。

【**心电图特征**】　窦性 P 波匀齐,心率 97 次/min。P－R 间期 0.13s。Q－T 间期延长为 0.41s。各导联 ST 段水平延长。

【**讨　　　论**】　患者男性,39 岁,肝硬化伴腹水、呕吐、不能进食 1 周。血钙 1.3mmol/L。

147

七、期前收缩
（Premature Contraction）

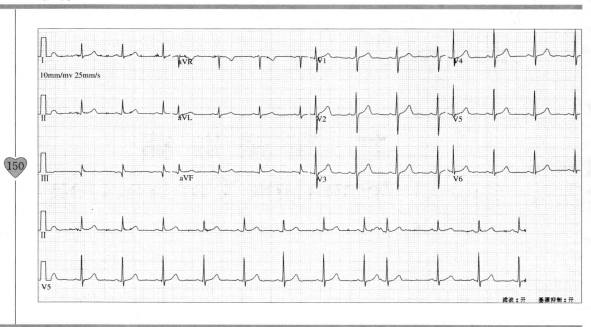

第1例　房性期前收缩
（Premature Atrial Contraction，PAC）

【心电图诊断】　房性期前收缩。

【心电图特征】　各导联 P 波顺序发生，心率 74 次/min。P－R 间期 0.14s。QRS 时间 0.07s。长 Ⅱ、V5 导联第 9 个 P′－QRS－T 波提前发生，P′－R 间期 0.14s，与窦性 P 波形态略不同，QRS 波群呈室上性，其后代偿间期不完全。

【诊 断 标 准】　1. 提前发生的 P′波，形态与窦性 P 波略不同。

2. P′－R 间期＞0.12s，也可出现干扰性 P′－R 间期延长。

3. QRS 波群呈室上性或畸形（伴室内差异传导）。

4. 一般代偿间期不完全。

5. 若 P′波后无 QRS 波群为未下传房性期前收缩。

6. 房性期前收缩与窦性节律交替存在称房性期前收缩二联律。

151

152

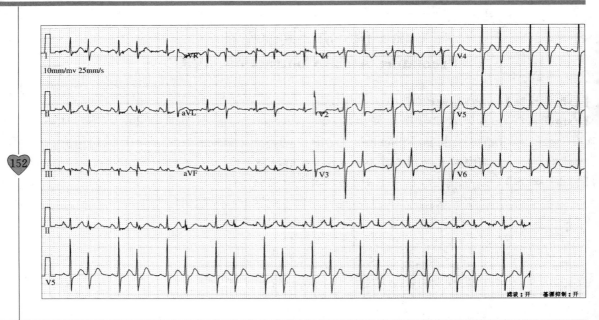

10mm/mv 25mm/s

第 2 例 房性期前收缩二联律伴心室内差异传导
（Atrial Bigeminy with Intraventricular Differential Conduction）

【心电图诊断】 房性期前收缩二联律伴心室内差异传导。

【心电图特征】 每个窦性激动所致的 P－QRS－T 波群之后，均有一提前出现的异位房性
激动所致的 P′－QRS－T 波群。P′－R 间期≥0.12s，P′位于前一窦性下传
的 T 波波峰上。V1 导联 P′后 QRS 波群呈右束支阻滞型。房性激动与窦
性心律交替出现形成二联律。

【讨   论】 本例奇数心搏为窦性下传，偶数心搏为提前出现的房性期前收缩。由于期
前收缩逆传侵入窦房结内，打乱窦房结原有的频率，形成不完全代偿间期。
当房性 P′波落在前一 T 波上，激动下传恰好落于心室的相对不应期而出现
畸形的 QRS 波群，称为心室内差异传导。

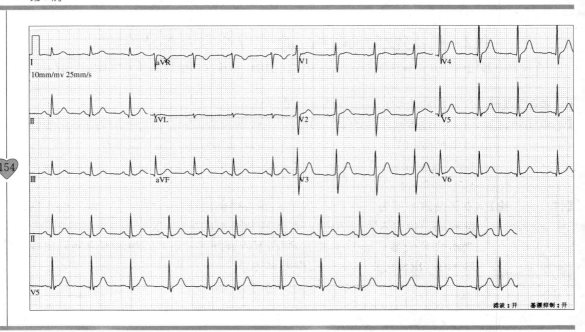

154

第3例 多源性房性期前收缩
(Multifocal Premature Atrial Contraction)

【心电图诊断】 多源性房性期前收缩。

【心电图特征】 长 II、V5 导联见第 6 个 QRS 波群系房性期前收缩,$P'-R$ 间期 0.14s,与前
一次窦性 QRS 波群联律间期为 0.52s,其后有不完全代偿间期。第 13 个
QRS 波群也为提前出现的房性期前收缩,其 P' 波与前窦性 T 波融合,与前
一次窦性 QRS 波群联律间期为 0.42s。

【诊 断 标 准】 1. 提前出现的房性 P' 波,$P'-R$ 间期>0.12s。
2. 同一导联房性期前收缩配对不等(>0.08s),P' 波形态不同。
3. 代偿间期多不完全。

【讨　　　论】 本图第 6 个 QRS 波群和第 13 个 QRS 波群均为房性期前收缩。两个期前
收缩联律间期相差 0.10s,其窦性节律比较匀齐,说明期前收缩来自不同源
的可能性较大。

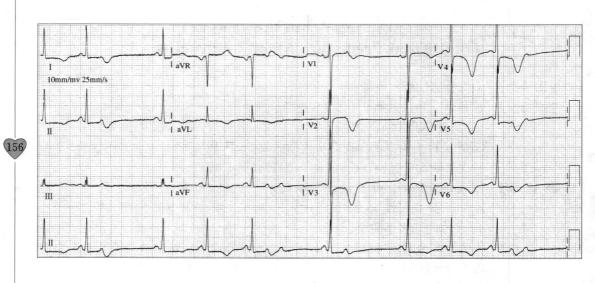

第 4 例　房性期前收缩连续未下传
（Non-transmitted Premature Atrial Contraction）

【心电图诊断】　1. 房性期前收缩连续未下传。

　　　　　　　2. 左心室肥厚。

【心电图分析】　长 II 导联第 2、6 个 QRS 波群后的 T 波前有 P′波,第 5、9 个 QRS 波群后连续出现两个 P′波,实为房性期前收缩连续未下传。QRS 波电压 $R_{V5} + S_{V1} = 4.9 mV$。$ST_{II、aVF、V3-V6}$ 明显下移,$T_{I、aVL、V1-V6}$ 明显倒置。

【讨　　　论】　提前出现的房性 P′波之后无相应的 QRS 波群,系房性期前收缩未下传心室。产生原因为房性异位激动过早出现,落入交界区生理性绝对不应期,发生完全性房室干扰。连续未下传的房性期前收缩中,由于第一个异位 P′在交界区产生了隐匿性传导,使第二个 P′不能下传。

158

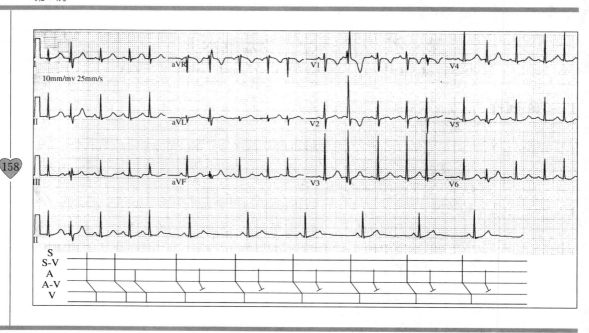

10mm/mv 25mm/s

第 5 例　房性期前收缩未下传二联律
（Non-transmitted Atrial Bigeminy）

【心电图诊断】　1. 窦性心动过速。

2. 频发房性期前收缩未下传二联律，部分伴室内差异传导。

【心电图特征】　长 II 导联第 2 个 QRS 波群提前出现，其 P′ 与前一 T 波融合，QRS 波形与窦性略不同，是房性期前收缩伴心室内差异传导。第 5 个 QRS 波群为房性期前收缩。第 6～11 个 QRS 波群之后 T 波上均有一高尖 P′ 波，其后无 QRS 波群，且有一定的代偿间期，系房性期前收缩未下传。

【讨　　论】　本例为 13 岁女性儿童。房性期前收缩未下传与窦性心动过缓及窦性停搏主要鉴别点在于最长 R－R 间期的 T 波中有无隐藏的 P′ 波。本图 T 波上的 P′ 波较易辨认，故可确定为未下传的房性期前收缩。如不易识别可采用加快窦性心率的方法（如运动、静脉注射阿托品），有可能使 P′ 消失而得到证实。

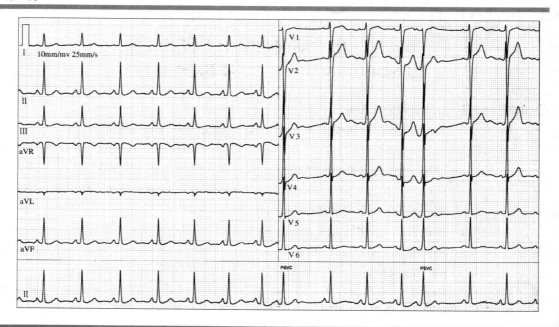

第6例　房性期前收缩后窦性 T 波改变
(Sinus T Wave Changes after Premature Atrial Contraction)

【心电图诊断】　房性期前收缩后窦性 T 波改变。

【心电图特征】　窦性心律,心率 88 次/min。P－R 间期 0.13s。额面电轴正常。长 Ⅱ 导联
　　　　　　　第 8、12 个 QRS 波群为提前出现的房性期前收缩,其后第 9、13 个 QRS 波
　　　　　　　群为正常窦性下传,T 波低平。

【讨　　　　论】　期前收缩后第一个或连续数个基本心搏 T 波由直立转为低平、双向、倒置
　　　　　　　者称为期前收缩后 T 波改变。目前认为其发生机理是电张力调整性 T 波
　　　　　　　改变。期前收缩之后,改变了心室肌的复极程序,心内膜 T 向量大于心外
　　　　　　　膜 T 向量。这种 T 波变化本身并无重要临床意义。

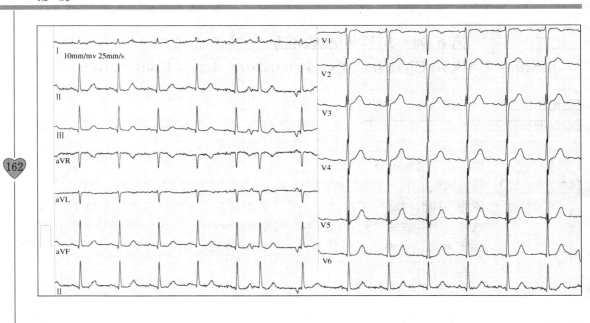

第 7 例　房性逸搏
（Atrial Escape）

【心电图诊断】　1. 房性期前收缩。
　　　　　　　 2. 房性逸搏。

【心电图特征】　窦性心律,心率 81 次/min。P－R 间期 0.15s。QRS 时间 0.10s。长 Ⅱ 导
联第 6 个 P－QRS－T 波群提前出现,系房性期前收缩。第 7 个 P′－QRS
波群较正常窦性心动周期延长,P 波明显倒置,P′－R 间期 0.12s,考虑为房
性逸搏。

【讨　　　论】　房性逸搏是指一个比窦性心动周期更长后出现的与窦性 P 波不同的房性
P′波。虽然该 P′波倒置,但 P′－R 间期达 0.12s,激动可能来自心房下部,
经正常房室传导系统下传激动心室。

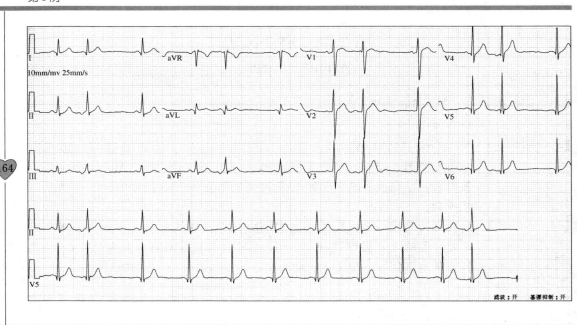

第8例　交界性期前收缩
(Premature Junctional Contraction，PJC)

【**心电图诊断**】　交界性期前收缩。

【**心电图特征**】　长 II、V5 导联第 2、11 个 QRS 波群系提前发生，其前有逆行 P′波。P′—R
间期 0.11s，代偿间期完全。QRS 时间 0.10s。

【**诊 断 标 准**】　1. 提前的 QRS—T 波群形状与正常窦性 QRS—T 波群基本相同。

2. 期前收缩的 P 波可表现为：

(1) 逆行 P′波出现在 QRS 波群之前，P′—R 间期<0.12s。

(2) 逆行 P′波出现在 QRS 波群之后，R—P′间期<0.20s。

(3) QRS 波前后均无 P 波。

3. 期前收缩后多伴有完全性代偿间期。

【**讨　　　论**】　由交界区起搏点发放的冲动较窦性节律提前者，称为交界性期前收缩。本例
为交界区异位起搏点提前发出的冲动先逆传入心房，形成逆行 P′波，再进入
心室形成 QRS 波群。由于逆行激动不能侵入窦房结，故代偿间期完全。

165

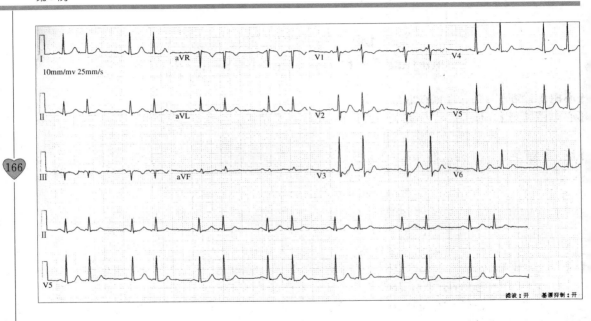

第 9 例　交界性期前收缩二联律
（Junctional Bigeminy）

【心电图诊断】　交界性期前收缩二联律。

【心电图特征】　窦性心律与提前出现的交界性期前收缩形成二联律。窦性 P － R 间期
0.14s。提前出现的 QRS 波群之前的 $P'_{II、III、aVF}$ 倒置，P'_{aVR} 直立，$P'-R$ 间期
<0.12s。QRS 时间正常，其后代偿间期完全。

【讨　　　论】　本例为典型交界性期前收缩，其逆行 P′ 波在 QRS 波群之前。当房室交界
区异位起搏点频率较快时，可按时重复出现与窦性节律形成二联律。

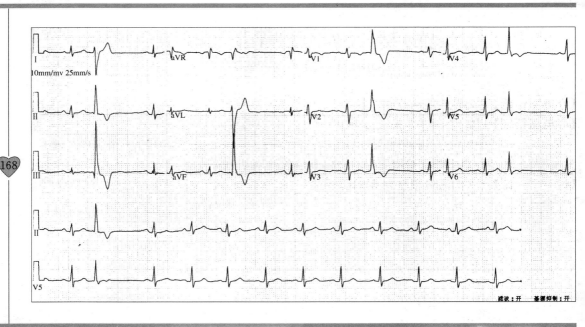

10mm/mv 25mm/s

滤波：开   基源抑制：开

168

第 10 例　左前分支性室性期前收缩
（Premature Ventricular Contraction of Left Anterior Branch）

【心电图诊断】　左前分支性室性期前收缩。

【心电图特征】　窦性心律,心率 79 次/min。P－R 间期 0.16s。QRS 时间 0.10s。各导联
见提前出现的宽大畸形 QRS 波群,时间＞0.12s。期前收缩在 Ⅱ、Ⅲ、aVF
导联呈 qR 型,Ⅰ、aVL 导联呈 rS 型,额面电轴＋109°,代偿间期完全。

【诊 断 标 准】　1. 提前出现的 QRS－T 波群,时间＞0.12s,其前无 P 波,其后代偿间期
完全。
2. 期前收缩在 Ⅱ、Ⅲ、aVF 导联呈 qR 型,Ⅰ、aVL 呈 rS 型。
3. T 波与主波方向相反。

【讨　　　论】　本例提早出现的 QRS－T 波群形态呈"左后分支阻滞型"和"完全性右束支
阻滞型",说明期前收缩激动起源于左前分支。

170

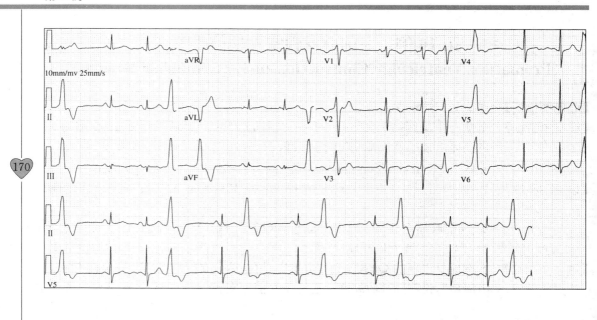

I 　aVR 　V1 　V4
10mm/mv 25mm/s
II 　aVL 　V2 　V5
III 　aVF 　V3 　V6
II
V5

第 11 例　右室肌性室性期前收缩
(Premature Ventricular Contraction of Right Ventricular Muscular)

【心电图诊断】　右室肌性室性期前收缩。

【心电图特征】　各导联见提前出现的 QRS 波群宽大畸形,时间 0.14s,其前无 P′波,代偿间期完全。室性期前收缩电轴+90°,aVR、aVL 呈 QS 型,V1 呈 rS 型,R$_{V5、V6}$粗钝。

【诊 断 标 准】　1. 提前出现的 QRS－T 波群其前无 P 波,QRS 时间>0.12s。

2. 期前收缩的 QRS 波群在 aVR、aVL 以 S 波为主,Ⅱ、Ⅲ、aVF 以 R 波为主,胸前导联呈"完全性左束支阻滞型"。

3. 期前收缩后往往有完全性代偿间期。

【讨　　　论】　在各型室性期前收缩中,右室肌性室性期前收缩居首位。其特点是在胸前导联似"完全性左束支阻滞型"。由于室性异位激动较少逆传至心房并侵入窦房结,未打乱窦房结的自律性,所以期前收缩后几乎都有一个完全性代偿间期。

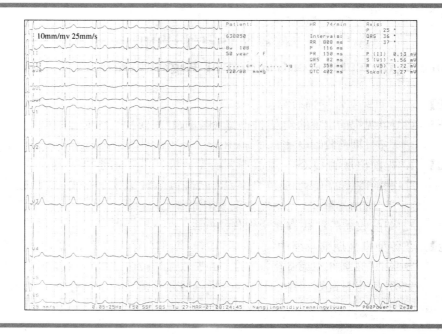

第 12 例　间位性室性期前收缩

（Interstitial Premature Ventricular Contraction）

【心电图诊断】　间位性室性期前收缩。

【心电图特征】　窦性心律,平均心室率 70 次/min。P－R 间期 0.14s,QRS 时间 0.10s。第
　　　　　　　　12 个 QRS 波群为宽大畸形的室性期前收缩,联律间期较短,其后无代偿间
　　　　　　　　期,有干扰性 P－R 间期延长。

【诊 断 标 准】　1. 提前出现的宽大畸形 QRS－T 波群插入于两个正常窦性心律间期之间。

　　　　　　　　2. 期前收缩之后的窦性 P－R 间期可正常或延长。

　　　　　　　　3. 无代偿间期。

【讨　　　　论】　各种类型的间位性期前收缩以室性期前收缩多见,产生原理与期前收缩出
　　　　　　　　现的时间有关,若出现过早,受到绝对干扰而不能传出;若出现晚,下一个窦
　　　　　　　　性激动落入室早逆传所致的相对不应期中,干扰下一个窦性心搏的 P－R
　　　　　　　　间期,使之延长;若期前收缩出现适时,即避开绝对不应期,便插入在一个窦
　　　　　　　　性心动周期之间。另外,窦性心律减慢或窦性心律不齐也是形成间位性期
　　　　　　　　前收缩的一个重要条件。

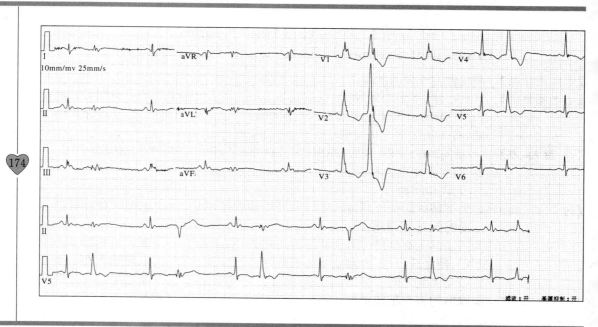

第13例　多形性室性期前收缩二联律
（Polymorphic Ventricular Bigeminy）

【心电图诊断】　1. 多形性室性期前收缩二联律。

　　　　　　　2. 完全性右束支阻滞。

【心电图特征】　长Ⅱ、V5 导联见第 1、3、5、7、9、11 个 QRS 波群为正常窦性下传，P－R 间期0.13s，QRS 时间 0.14s。V1 导联呈 M 型，符合完全性右束支阻滞。第 2、4、6、8、10、12 个 QRS 波群系室性期前收缩，其前无 P 波，其后代偿间期完全，但第 2、4 个 QRS 波群形态与其他室性期前收缩不同，联律间期相等。

【诊 断 标 准】　同导联上有两种（或两种以上）形态的室性期前收缩，其联律间期相等。

【讨　　　　论】　由于激动折返时在心室内的途径不一致，期前收缩与前一次窦性激动偶联间期虽然相同，但 QRS 波群形态不一致。尽管仍属"单源性"，由于形态不一，临床意义可能更为重要。

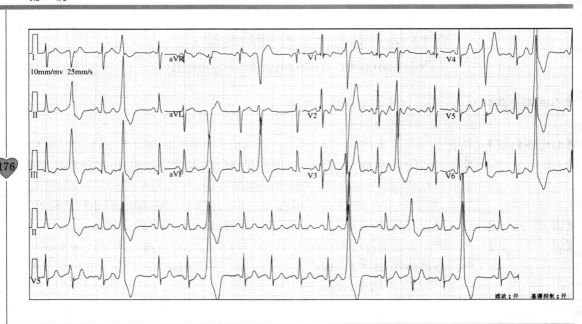

第14例　多源性室性期前收缩
（Multifocal Premature Ventricular Contraction）

【心电图诊断】　1. 多源性室性期前收缩。

　　　　　　　2. 不完全性右束支阻滞。

【心电图特征】　心率 79 次/min。P－R 间期 0.14s。QRS 时间 0.10s。V1 导联呈 rsR's 型。各导联见频发宽大畸形提前出现的室性期前收缩。长 II、V5 导联中，第 2、4、7、12、14、16 个 QRS 波群宽大畸形，为室性期前收缩，第 2、14 个室性期前收缩联律间期为 0.49s，与其他室性期前收缩联律间期（0.36s）相差 0.13s。两种室性期前收缩形态也不相同（I 导联明显）。

【讨　　论】　在同一导联上至少有两种以上不同形态、提前发生的宽大畸形的 QRS 波群，联律间期不等，通常称为多源性室性期前收缩。临床多见于心肌梗死、洋地黄类药物中毒、明显低血钾、严重心肌病等。多源室性期前收缩易出现室性心动过速，甚至心室颤动而猝死。

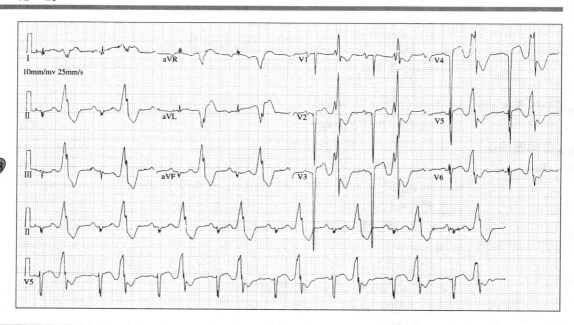

178

第 15 例　特宽型室性期前收缩二联律
（Extra-Wide Ventricular Bigeminy）

【心电图诊断】　1. 特宽型室性期前收缩二联律。

2. 陈旧性前壁心肌梗死。

3. 左心房肥大。

【心电图特征】　各导联见频发提前出现的 QRS 波群,时间 0.18s,与正常窦性下传 QRS 波群交替出现,形成二联律。P_{V1} 导联正负双向,Ptf_{V1} < -0.04mm·s。V2 — V4 呈 QS 型,V5、V6 呈 rS 型。

【讨　　　论】　该患者男性,58 岁,前壁心肌梗死后突发心悸。QRS 时间≥0.16s的室性期前收缩称为特宽型室性期前收缩,多反映心脏有严重器质性病变,属病理性室性期前收缩。

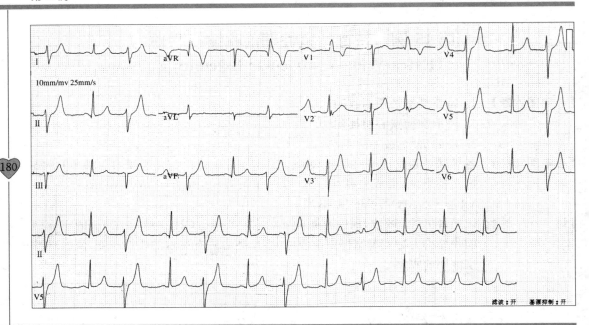

180

第 16 例　室性并行心律
（Ventricular Parasystole）

【心电图诊断】　室性并行心律。

【心电图特征】　长 II、V5 导联见频发室性期前收缩，窦性心率 79 次/min，P－R 间期 0.14s。室性期前收缩联律间期不等，最大与最小间期相差 0.16s。期前收缩 R－R 间期相等，约 1.6s。第 9 个 QRS 波群为室性融合波。

【诊 断 标 准】　1. 室性异位搏动的联律间期不等，一般相差 0.06s 以上。
　　　　　　　　2. 各异位间期存在最大公约数。
　　　　　　　　3. 常出现室性融合波。

【讨　　　　论】　并行心律是一种特殊类型的双重心律，指在心脏内有两个独立的起搏点同时并存，一个在窦房结，另一个则可能在心房、房室交界区，但大多数在心室。两者互相竞争而激动心房或心室。形成并行心律的因素主要是起搏点的周围存在传入阻滞和传出阻滞。这也是为何不会被其他心律扰乱的原因。

八、预激综合征
（Pre-excitation Syndrome）

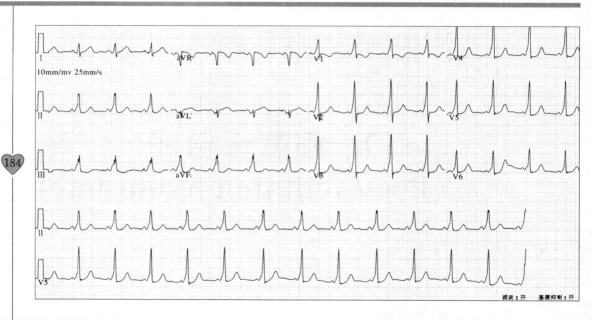

第 1 例　预激综合征（A 型）
（Pre-excitation Syndrome（Type A））

【心电图诊断】　预激综合征（A 型）（preexcitation syndrome）。

【心电图特征】　窦性心律，心率 79 次/min。P－R 间期 0.10s。QRS 时间 0.14s。QRS 波群起始部有"△"波。P－J 间期 0.25s。V1－V6 导联主波向上。继发性 ST 段下移。

【诊 断 标 准】　1. P－R 间期<0.12s，P－J 间期正常，QRS 时间>0.12s。
2. QRS 波群起始部有"△"波。
3. 胸前导联以 R 波为主。
4. 继发性 ST－T 改变。

【讨　　　论】　经典的预激综合征系因心房与心室传导除了正常的房室结－希浦系统外，还存在有"异常附加旁道"（anomalous pathway）。当窦性激动沿房室传导系统下传尚未到达心室肌前，以较快的附加旁道传入心室，使心室预先激动。

185

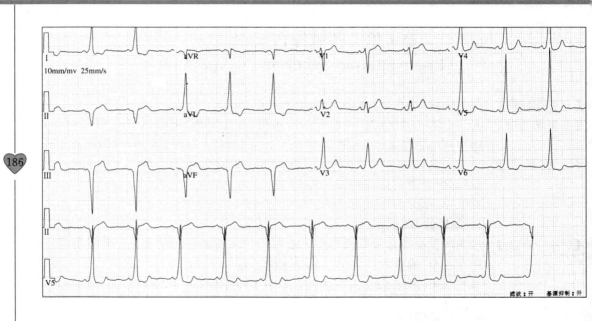

第 2 例　预激综合征（B 型）（Pre-excitation Syndrome（Type B））

【心电图诊断】　预激综合征（B 型）。

【心电图特征】　窦性心律，心率 68 次/min。P－R 间期 0.09s。QRS 时间 0.13s，额面电轴 －49°。QRS 波群起始部见预激波。P－J 时间 0.26s。V1 呈 rS 型，V4－V6 呈 R 型，Ⅱ、Ⅲ、aVF 呈 QS 型。以 R 波为主导联有继发性 ST－T 改变。

【诊 断 标 准】　1. P－R 间期＜0.12s，P－J 间期正常，QRS 时间＞0.12s。

　　　2. QRS 波群起始部有"△"波，V5、V6 无 S 波。

　　　3. V1 导联主波向下，V5－V6 导联主波向上。

　　　4. 继发性 ST－T 改变。

【讨　　　论】　窦性激动沿旁道自右向左除极，所以 V1 导联主波向下，V5、V6 导联主波向上。本例电轴左偏，Ⅱ、Ⅲ、aVF 出现 QS 型，临床应与下壁心肌梗死相鉴别。后者一般有心肌梗死病史，Ⅱ、Ⅲ、aVF 的 QS 波振幅较小，Ⅱ多呈 qR 型，而预激综合征 Ⅱ、Ⅲ、aVF 多呈 QS 型，其振幅较大，无心肌梗死的衍变过程。

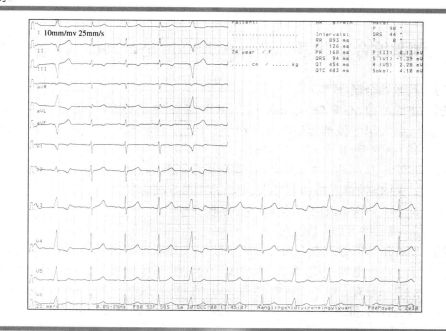

第 3 例　间歇性预激综合征
（Intermittent Pre-excitation Syndrome）

【心电图诊断】　间歇性预激综合征。

【心电图特征】　长导联见第 2、3、4、6、7、10、11 个 QRS 波群为窦性下传，P－R 间期 0.16s，QRS
时间 0.08s。第 1、5、8、9 个 QRS 波群增宽达 0.12s，P－R 间期缩短至 0.10s。
QRS 波群起始部有"Δ"波，预激频率与窦性心律呈等律性。

【诊 断 标 准】　窦性心律与预激图形交替间歇出现。

【讨　　　论】　间歇性预激给合征出现较少时需与室性期前收缩相鉴别。间歇性预激综合
征 QRS 波群虽宽大畸形，但不提前，与窦性心律呈等律性，起始部顿挫，无
代偿间期。

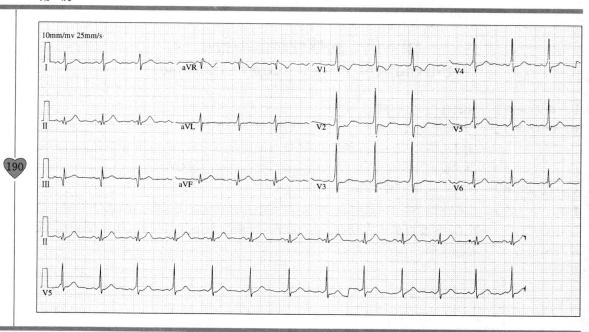

第4例 变异型预激综合征
（Variant Pre-excitation Syndrome）

【心电图诊断】 变异型预激综合征。

【心电图特征】 窦性心律，心率 78 次/min。P－R 间期 0.14s。QRS 时间 0.12s。Ⅱ、Ⅲ、aVF 导联呈 QRs 型，V1－V6 呈 Rs 型。ST$_{V1-V6}$ 下移。

【诊 断 标 准】 1. P－R 间期正常，也可长于正常值。

2. QRS 时间延长。

3. QRS 波群起始部有"Δ"波。

4. 继发性 ST－T 改变。

【讨　　　论】 由 Mahacim 纤维形成的心室预激称为变异型预激。它是具有慢传导特性的房—束旁道。Mahacim 纤维一般较细，预激程度常较轻，心室波增宽亦不太显著。这类旁道的预激综合征占心室预激中的 5% 以下。

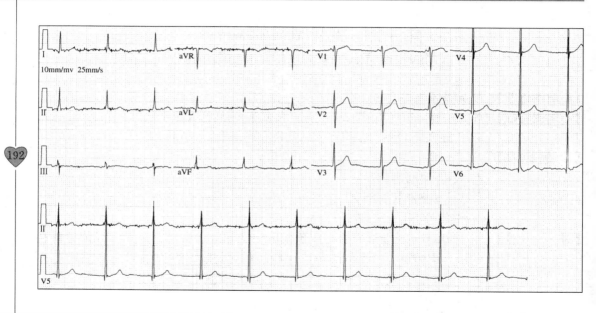

第 5 例　L-G-L 综合征

(Lown-Ganong-Levine Syndrome,L-G-L Syndrome)

【心电图诊断】　1. L-G-L 综合征。

　　　　　　　2. 左心室高电压。

【心电图特点】　窦性心律,心室率 62 次/min。P－R 间期 0.09s。QRS 时间 0.08s。R_{V5}＋S_{V1}＞4.0mV。

【诊 断 标 准】　1. 窦性 P 波,P－R 间期＜0.12s。

　　　　　　　2. QRS 波群时间正常。

　　　　　　　3. 无"Δ"波。

　　　　　　　4. 无继发性 ST－T 改变。

【讨　　　　论】　L-G-L 综合征又称 James 预激综合征。目前认为如果结间后束途径较短,当窦房结通过前、中结间束传至房室结下部的激动尚未达到(有 0.04～0.05s 生理性延缓),而通过 James 束传导的激动预先激动了房室结的下部希氏束,使心室肌除极提前,便产生 L-G-L 综合征。

193

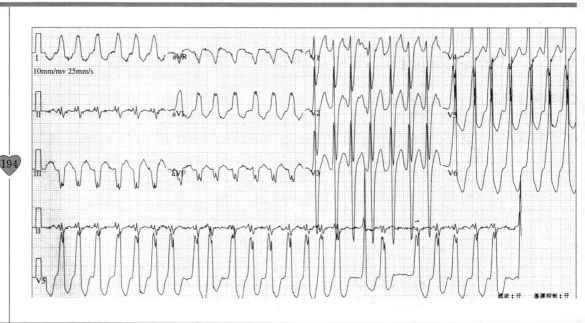

194

10mm/mv 25mm/s

第 6 例　预激综合征合并心房颤动
（Pre-excitation Syndrome with Atrial Fibrillation）

【心电图诊断】　预激综合征合并心房颤动。

【心电图特征】　各导联未见 P 波，QRS 波群宽大畸形，R－R 间期绝对不等。心室率平均 160
次/min（最快时达 214 次/min）。以 R 波为主的导联均见"Δ"波。长 V5 导联中
第 17 个 QRS 波群呈室上性，QRS 时间 0.09s，与前 QRS 波群相距0.56s。

【诊 断 标 准】　1. 心房颤动呈极速型（心室率大于 180 次/min）。

　　　　　　　2. 宽大畸形的 QRS 波群有"Δ"波。

　　　　　　　3. 发作前或终止后心电图示典型预激综合征。

【讨　　　论】　预激综合征合并心房颤动的发生率较高，可能为心室激动经旁道逆传时恰
逢心房肌易损期而诱发心房颤动，也可能为房室折返性心动过速演变为心
房颤动。由于心室率极快，有演变成心室颤动的危险。

[知识拓展 1] (Learning More 1: Differential Diagnosis of Pre-excitation Syndrome)

预激综合征的鉴别诊断

1. A 型预激综合征与右心室肥厚的鉴别

除了观察 P－R 间期和 QRS 时限、预激波特点外，还要注意是否有电轴明显右偏，V5、V6 导联出现深的 S 波等。

2. 预激综合征和心肌梗死的鉴别

预激综合征并发心肌梗死主要根据 ST－T 波的动态变化，继发性 ST－T 波变为原发性 ST－T 波变化等表现进行鉴别，如由原来的 ST－T 波变为与 QRS 主波一致，T 波由倒置变为对称性直立，ST 段变为弓背形抬高（损伤电流）。

3. 预激综合征和束支阻滞的鉴别

指　标	预　激　综　合　征	束支阻滞
P－R 间期	＜0.12s	＞0.12s
QRS 时限	由于预激波的存在，QRS 波＞0.12s，异常宽大者少见	常＞0.12s，异常宽大者多见

指　　　标	预　激　综　合　征	束　支　阻　滞
PJ 间期	＜0.27s(成人正常范围)	常＞0.27s
QRS 波形态	初始部有预激波	虽有错折粗钝,但初始部无预激波
可变性	可以诱发,也可以变为正常,可变性较大且快	一般恒定,或随病理过程而有转变
伴发的心律失常	往往伴有室上性心动过速发作	多无此并发症

［知识拓展 2］（Learning More 2：ECG Characteristics of Pre-excited Tachycardia）

预激性心动过速的心电图特点

　　预激性心动过速(Preexcited tachycardia)是近几年随着电生理研究的新进展而形成的新概念和专有名词。其定义为预激综合征时室上性激动经房室之间存在的旁道前向传导,使心室部分或全部被旁道前传的激动除极。体表心电图显示 QRS 波呈显性预激图形的心动过速。

　　(1) 窦性心动过速伴预激(旁道前传):心电图表现具有窦性心动过速与经典预激综合征的相同特点。

　　(2) 房性心动过速伴预激(旁道前传):P′波形态具有房性心动过速的特点,同时具有典型预激综合征的相同特点。

　　(3) 心房颤动伴预激(旁道前传):① 房颤的表现;② 多数患者心室率极快,QRS 波群多数为融合波,形态变异较大,在起始部见 △ 波。

九、交界性心律失常

（Junctional Arrhythmia）

第1例

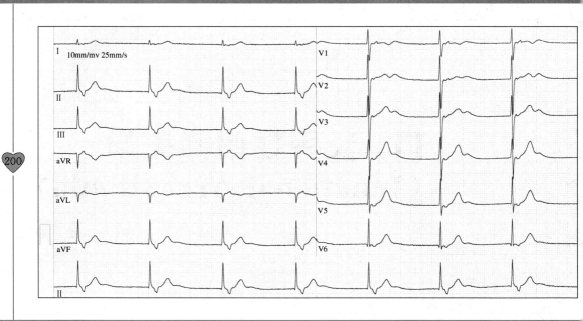

第 1 例　交界性逸搏心律
（Junctional Escape Rhythm）

【诊　　断】　窦性静止，房室交界性逸搏心律。

【心电图特征】　QRS 波群缓慢匀齐，心率 43 次/min。QRS 时间 0.08s。每个 QRS 波群后 0.04s 处固定出现一个 P 波。P_{aVR}直立，$P_{II、III、aVF}$倒置，可以判定为逆行 P 波。心电图中未见窦性 P 波。

【讨　　论】　本例图为被动交界性逸搏心律，属于生理现象。由于窦性静止、不完全性房室阻滞等原因，窦性激动持久不能传入交界区，交界区"被迫"发出激动。交界性搏动在体表心电图上的共同特征是：如果有 P 波，P 波为逆行性。逆行 P 波可在 QRS 波群前面，可与 QRS 波群相重叠，也可出现于 QRS 波群之后。

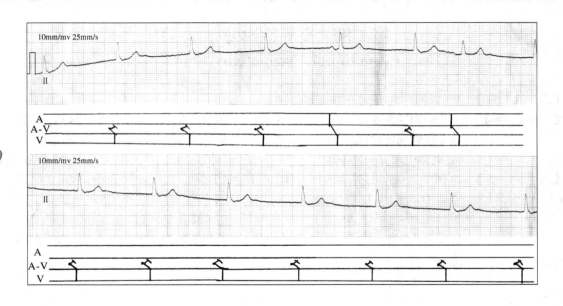

第 2 例　交界性逸搏心律
(Junctional Escape Rhythm)

【心电图诊断】　1. 窦性停搏。

　　　　　　　2. 交界性逸搏心律。

　　　　　　　3. 心室夺获。

【心电图特征】　第一条 II 导联：第 5、7 个 QRS 波群前有直立的 P 波，P－R 间期0.19s。

　　　　　　　这 2 个 QRS 波群为窦性下传，称为心室夺获。

　　　　　　　第二条 II 导联：心率 42 次/min，缓慢、匀齐，QRS 时间正常，没有见到直立

　　　　　　　或者逆行的 P 波。

【诊 断 标 准】　交界性逸搏心律

　　　　　　　1. 连续 3 次以上的交界性逸搏，频率一般在 40～50 次/min。

　　　　　　　2. QRS 波群前可无 P 波，或 P－R 间期<0.10s，或在 QRS 波群前后有逆

　　　　　　　　　行P 波。

第 3 例

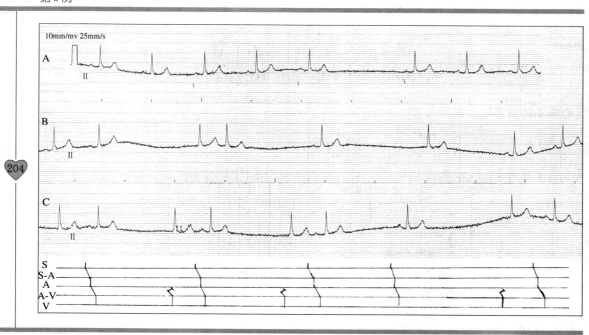

10mm/mv 25mm/s

A II

B II

C II

S
S-A
A
A-V
V

204

第3例　交界性逸搏夺获二联律
(Junctional Escape with Captured Bigeminy)

【心电图诊断】　1. 窦性心动过缓。2. 二度窦房阻滞。3. 窦性静止。
　　　　　　　4. 交界性逸搏夺获二联律。

【心电图特征】　该图为连续记录Ⅱ导联。窦性心律,心率58次/min。QRS时间0.09s。
　　　　　　　A图:第5、6个P-P之间的长间期为2.10s,是窦性P-P间期的2倍,呈
　　　　　　　　　典型的二度窦房阻滞。
　　　　　　　B图:第5个QRS波群为窦性下传,第6个QRS波群为交界性逸搏,第5
　　　　　　　　　个QRS波群与第7个QRS波群间隔3.9s无窦性节律,为窦性静止。
　　　　　　　C图:交界性逸搏后恰好来自窦房结激动下传心室,为逸搏夺获性搏动。

【讨　　　论】　逸搏夺获性搏动过去称为"伪反复搏动",需与反复搏动区别。这是继交界
　　　　　　　性搏动后的P-QRS波群,不是来自房室结内的折返激动,而是窦性P波
　　　　　　　激动到达交界区及心室时,它们都脱离了有效不应期产生一个QRS波群。

205

206

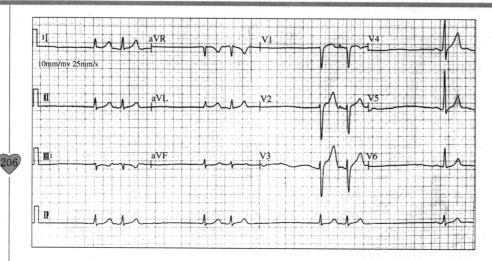

10mm/mv 25mm/s

第 4 例　逸搏—夺获性搏动
(Junctional Escape with Captured Beat)

【心电图诊断】　1. 逸搏—夺获性搏动。2. 窦性心动过缓。3. 窦性停搏。

【心电图特征】　1. 第 1、3、5 三个 QRS 波前无 P 波,为交界性逸搏。

　　　　　　2. 第 2、4、6、7 四个 QRS 波前有一凸起,为窦性 P 波,其 P－R 间期大于0.12s。

　　　　　　3. 最后两个波形都为窦性,间隔 2.32s。

【讨　　　论】　在窦性心动过缓时,如出现交界性逸搏,在该逸搏之后,窦性激动又下传至心房产生直立的 P 波,并下传至心室,便是逸搏—夺获性搏动。需要与反复搏动相鉴别。在真正的反复搏动中,两个 QRS 波群中间的 P 波是逆行的。患者心率很慢,很可能有病态窦房结综合征,依此图,不排除有窦性停搏和窦房阻滞的可能。

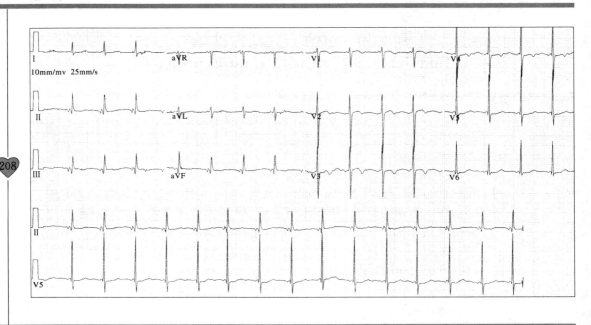

第 5 例　交界性心动过速
（Junctional Tachycardia）

【心电图诊断】　交界性心动过速。

【心电图特征】　$P'-P'$匀齐,心率 100 次/min。$P'_{II\,III,\,aVF,\,V3-V6}$倒置,$P'_{aVR}$直立。$P'-R$ 间期 $< 0.12s$。QRS 时间 0.08s。$ST_{V4、V5}$ 下 降 $\geqslant 0.05mV$,$T_{V3、V4}$ 倒 置,$T_{II、V5}$低平。

【诊断标准】　1. 没有窦性心律。

　　　　　　　2. 频率多超过 100 次/min。

　　　　　　　3. 常有"逆行"P 波,多在 QRS 波群前,$P'-R$ 间期$\leqslant 0.12s$。

【讨　　　　论】　房室交界区是窦房结以下的次级节奏点。它本身的节律应有 40~55 次/min,超过了此界限应称为交界性心动过速。由于心房及心室都由交界区节奏点控制,所以在 QRS 波群前常见有"逆行"P 波,说明逆行传导无阻碍。与非阵发性心动过速截然不同之处是这种心动过速发生时,不出现窦性心律。

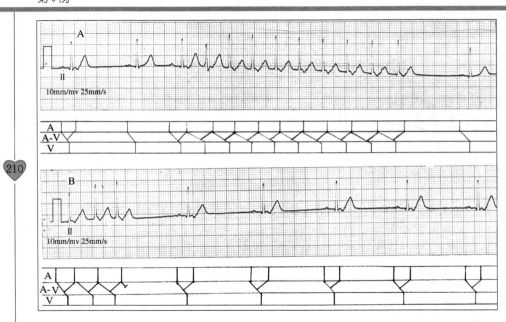

第6例　短阵交界性心动过速
(Short-term Junctional Tachycardia)

【心电图诊断】　短阵交界性心动过速。

【心电图特征】　A 图 Ⅱ 导联第 1～3、13 个 QRS 波群前有直立 P 波,P－R 间期0.18s,为窦性下传。除第 2、13 个 QRS 波群,其余 QRS 波群后 0.08s 有逆行 P 波。第 4～12 个 QRS 波群为快速的心动过速,心率 143 次/min,考虑为短阵房室折返性心动过速。

【讨　　　论】　心动过速时,折返激动经传导系统从心房下传到心室,逆行室房传导经旁路,因此,QRS 波群时间和形状都在正常范围。

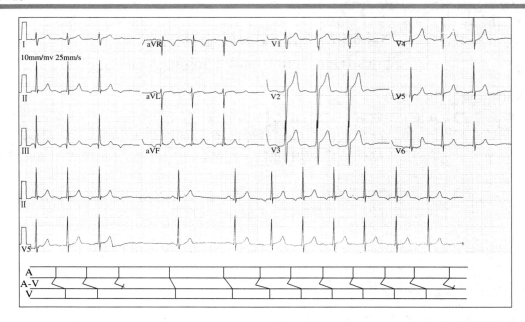

第 7 例　非阵发性交界性心动过速
（Non-paroxysmal Junctional Tachycardia）

【心电图诊断】　1. 窦性心动过缓。
　　　　　　　　2. 非阵发性交界性心动过速。

【心电图特征】　长 Ⅱ、V5 导联见第 4、5 个 P 波直立,心率 57 次/min,P－R 间期 0.15s,为
　　　　　　　　窦性心律。第 1～3、6～12 个 P 波倒置,P－R 间期 0.17s,心率 88 次/min。

【诊 断 标 准】　非阵发性交界性心动过速
　　　　　　　　1. 心率在 70～130 次/min。
　　　　　　　　2. QRS 波群前后有逆行 P 波,或无 P 波。
　　　　　　　　3. 心室激动有时受窦房结控制,有时受交界性心律控制。

【讨　　　论】　非阵发性交界性心动过速是由于交界区内传导功能或激动形成异常而引起
　　　　　　　　的一种短阵发作的心律失常。它往往与窦性心律交替出现。心动过速发作
　　　　　　　　是由于交界区异位节奏点自律性增加所致。临床听诊不易识别,需凭心电
　　　　　　　　图检查才能发现。

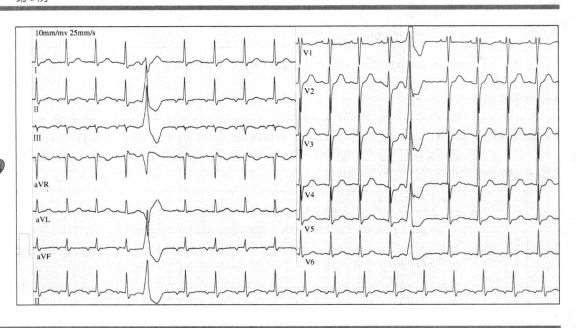

214

第8例　非阵发性交界性心动过速
（Non-paroxysmal Junctional Tachycardia）

【心电图诊断】　1. 非阵发性交界性心动过速。

　　　　　　　2. 室性期前收缩。

　　　　　　　3. 不完全性右束支阻滞。

【心电图特征】　P 波规律出现，心率 106 次/min。$P_{II、III、aVF、V5、V6}$ 倒置，P_{aVR} 直立，为逆行 P 波。P－R 间期 0.18s。第 5 个 QRS 波群提前出现，形态宽大畸形，为室性期前收缩。V1 呈 rSr′型，QRS 时间 0.11s。

【讨　　　论】　P 波为逆行性，P′－R>0.12s。这种具有逆行性 P 波，P′－R 间期又未缩短的心律，以前称为冠状窦性心律。但体表心电图中，实际难以与交界区任何一点发出的激动或心律（下传传导延缓者）相鉴别。现在则包括在交界性心律之内。

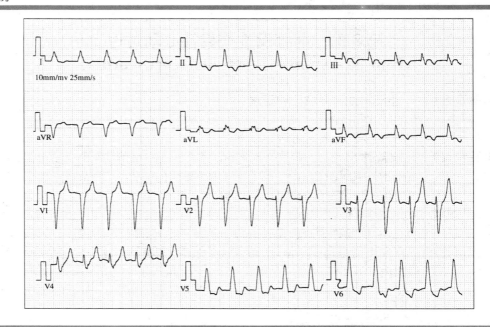

216

10mm/mv 25mm/s

第 9 例　非阵发性交界性心动过速合并完全性左束支阻滞
（Non-paroxysmal Junctional Tachycardia with Complete Left Bundle Branch Block）

【心电图诊断】　非阵发性交界性心动过速合并完全性左束支阻滞。

【心电图特征】　各导联未见窦性 P 波，心室率 107 次/min，R－R 间期相等，属非阵发性交界性心动过速。QRS 时间 0.13s，$ST_{I、II、aVL、V5、V6}$ 下移，T 波倒置，系完全性左束支阻滞。

【讨　　　论】　单纯的非阵发性交界性心动过速可在正常人中出现，也可以出现于心脏病者。本例同时合并完全性左束支阻滞属病理性改变。

217

［知识拓展］(Learning More：Differential Diagnosis of Junctional Rhythm)

交界性心律的鉴别诊断

1. 交界性心律与房性心律的鉴别

交界性心律时可见逆行 P′波，此逆行 P′波在 QRS 波群之前时，P′－ R 间期＜0. 12s，房性心律时如果见到出现在 QRS 波群之前的逆行 P′波，则此 P′－ R 间期＞0. 12s。

2. 交界性反复搏动与交界性逸搏夺获二联律的鉴别

交界性反复搏动时，心电图诊断要点是两个 QRS 波群之间存在一个逆行 P′波，其发生时间又不与窦性 P 波规定的时间相符；交界性逸搏夺获二联律时，两个 QRS 波群之间夹着窦性 P 波而不是逆行 P′波。

3. 交界性心动过速与非阵发性交界性心动过速的鉴别

当心室率＞70 次/min 时，心电图上未出现窦性 P 波，为交界性心动过速；出现窦性 P波，则为非阵发性交界性心动过速。

十、心房颤动及心房扑动
（Atrial Fibrillation and Atrial Flutter）

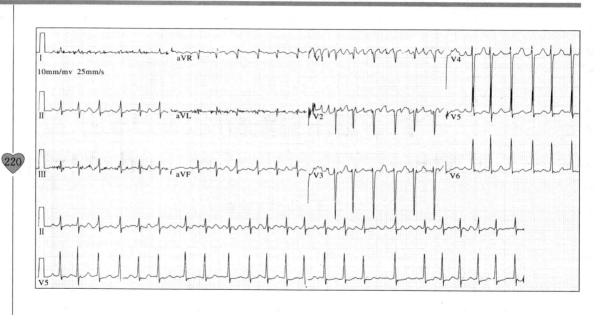

I   aVR   V1   V4
10mm/mv 25mm/s

II   aVL   V2   V5

III   aVF   V3   V6

II

V5

220

第1例 心房颤动
（Atrial Fibrillation，AF）

【心电图诊断】 心房颤动。

【心电图特征】 各导联未见 P 波，代之以形态、大小、间距不一的颤动波，频率约 428 次/min。R－R 间期绝对不齐。部分导联 ST 段下移。

【诊断标准】 1. P 波消失。

2. R－R 间期绝对不匀齐。

3. 见频率为 350～600 次/min，大小、形态、间距不一的颤动波。

【讨　　论】 心房颤动（AF）是临床最常见的心律失常之一，多见于器质性心脏病。它可引起严重并发症，如晕厥、心绞痛、心衰等。心房颤动分为粗波型心房颤动和细波型心房颤动。凡颤动波大于等于 0.10mv 者为粗波型，颤动波小于0.10mv 的为细波型；颤动波下传心室率在 100～150 次/min 之间的称为快速型心房颤动，颤动波下传心室率在 600 次/min 以下的称为缓慢型心房颤动。

221

222

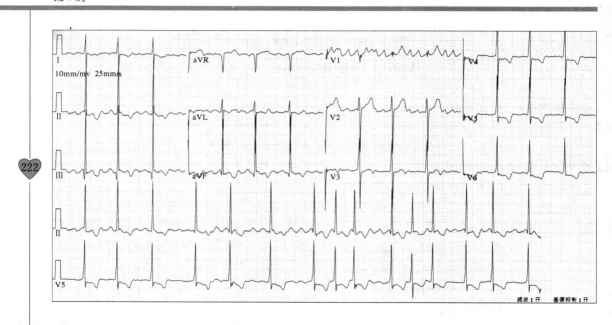

I
10mm/mv 25mm/s
aVR V1 V4
II aVL V2 V5
III aVF V3 V6
II
V5

滤波：开　基源抑制：开

第 2 例　粗波型心房颤动
（Coarse-wave Atrial Fibrillation）

【心电图诊断】　粗波型心房颤动。

【心电图特征】　各导联 P 波消失，代之以粗大的 f 波。f 波振幅＞0.1mV，频率约 316 次/min。
R－R间期不匀齐，平均心室率 93 次/min。QRS 波群波形、时间正常。
$ST_{V_4-V_6}$ 下移，$T_{II、III、aVF、V_4-V_6}$ 倒置。

【讨　　论】　心房颤动的 f 波振幅一般比心房扑动的 F 波小，但变异性较大。凡 f 波振
幅大于 0.1mV，可称为粗波型心房颤动，主要与 f 波向量环在各导联投影
的大小有关。粗波型心房颤动用奎尼丁和直流电复律疗效较佳，复发率低，
为转复的适应证。

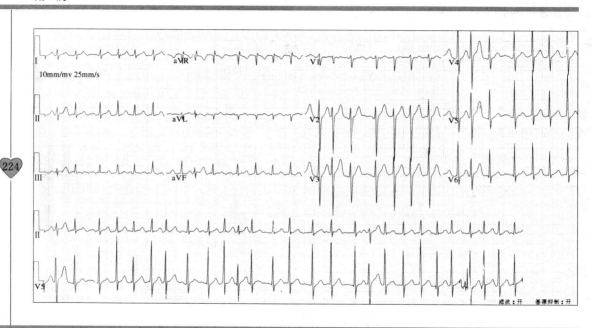

224

第 3 例　快速型心房颤动
（Rapid Atrial Fibrillation）

【心电图诊断】　快速型心房颤动。

【心电图特征】　各导联 P 波消失，Ⅲ、V1、导联可见大小、形态、间距不一，频率为 428 次/min 的 f 波。QRS 群波呈室上性，心室率 169 次/min。R－R 间期不匀齐。

【讨　　论】　心房颤动时，心室率大于 100 次/min，传统称为快速型房颤；心室率小于 60 次/min，称缓慢型房颤；当心室率大于 180 次/min 时，称极速型房颤。目前也有学者将快速型房颤称为心房颤动伴快心室反应。

226

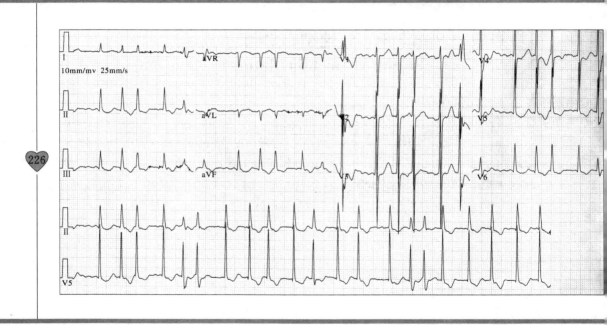

10mm/mv 25mm/s

第 4 例　心房颤动合并心室内差异性传导
（Atrial Fibrillation with Intraventricular Differential Conduction）

【心电图诊断】　1. 心房颤动合并心室内差异性传导。
　　　　　　　 2. 左心室肥厚。

【心电图特征】　各导联 P 波消失，V1 导联见细小、形态、间距不等的 f 波。R－R 间期不规则，频率 134 次/min。长 V5 导联第 5、6、11、15、16 个 QRS 波群呈 Rs 形，S 波粗钝，时间达 0.12s，其前有长间期（0.52～0.62s），其后无代偿间期，系心室内差传导。R_{V5}＝2.55mV，R_{V5}＋S_{V1}＝4.95mV。$ST_{II、III、avF、V4-V6}$ 下移，T 波倒置。

【讨　　　论】　心室内差异传导的产生因素：(1)双束支的不应期不一致。(2)室上性激动过早传入心室。
　　　　　　　 心电图具有以下特征：(1)多发生在心室率快时。(2)存在"长短"周期现象，称 Ashman 现象。R－R 间期小于 0.40s 最易发生，且无固定的联律间期。(3)差异性传导多呈"右束支阻滞型"（占 85％）。(4)QRS 波群初始向量正常。(5)多无代偿间期。

第 5 例

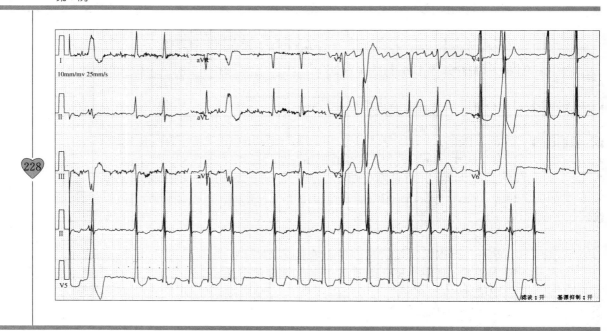

第 5 例　心房颤动合并室性期前收缩
（Atrial Fibrillation with Premature Ventricular Contraction）

【心电图诊断】　1. 心房颤动合并室性期前收缩。
　　　　　　　　2. 左心室肥厚。

【心电图特征】　各导联无 P 波，V1 导联见大小、形态、间距不一的 F 波，频率 375 次/min。心室率 110 次/min。R－R 间期绝对不匀齐。$R_{V5}+S_{V1}=4.6mV$。ST－T 改变。长Ⅱ、V5 导联第 2、18 个 QRS 波群宽大畸形，时间达 0.16s，主波与 T 波方向相反，联律间期分别为 0.36s、0.48s，第 2 个 QRS 波群后有明确代偿间期。

【讨　　论】　心房颤动时如见到宽大畸形的 QRS 波群应考虑为室性期前收缩和心室内差异性传导两种可能。本例第 18 个 QRS 波群前有个长间期，其后无代偿间期，确定是否属室性期前收缩可与第 9 个 QRS 波群比较。第 9、18 个 QRS 波群与其前 QRS 波群间期均为 0.50s，第 7、8 个 QRS 波群为 0.86s，第 16、17 个 QRS 波群为 0.70s，如果第 18 个 QRS 波群为室内差异性传导，第 9 个比第 18 个则更具备形成差异性传导的条件。由于第 9 个 QRS 波群未形成差异性传导，第 18 个 QRS 波群为室内差异性传导的可能性甚少或不存在。

229

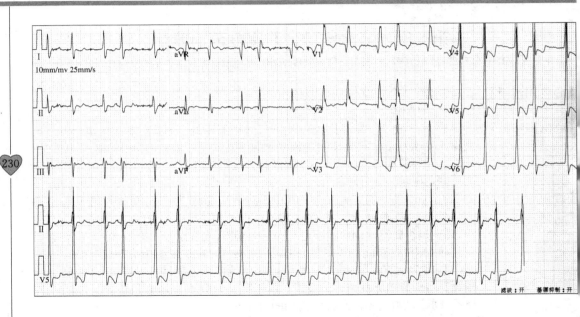

230

第 6 例　心房颤动合并双侧心室肥厚
（Atrial Fibrillation with Biventricular Hypertrophy）

【心电图诊断】　心房颤动合并双侧心室肥厚。

【心电图特征】　各导联 P 波消失，部分导联（Ⅱ、Ⅲ 导联）见极细小、间距不一的 f 波。
R－R间期不等。额面电轴－28°。V1、V2 呈 qR 型。$R_{V5} = 3.4mV$。
$ST_{I、V1-V6}$下移，T_{V1-V6}倒置。

【讨　　　论】　患者男性，61 岁，风湿性心脏病史。该图为双瓣膜置换术后 12 天记录。超
声心动图、X 光胸片支持双侧心室大。V1、V2 出现 q 波及大 R 波表明右
心室极度扩大，同时左心室 R_{V5} 电压异常增高并伴有 ST－T 改变，符合双
侧心室肥厚。

231

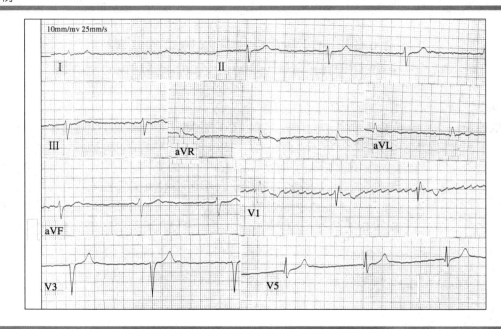

10mm/mv 25mm/s

I II

III aVR aVL

aVF V1

V3 V5

232

第 7 例　心房颤动合并三度房室阻滞
（Atrial Fibrillation with Third Degree Atrioventricular Block）

【心电图诊断】　1. 心房颤动合并三度房室阻滞。
　　　　　　　2. 室性逸搏心律。

【心电图特征】　各导联 P 波消失，V1 导联见大小、形态、间距不匀的 F 波，频率 375 次/min。QRS 时间 0.12s。R－R 间期缓慢匀齐。心室率 34 次/min。V1 呈 rSr′型，S_{v_5} 粗钝。

【诊 断 标 准】　1. F 波与 QRS 波群完全无关系。
　　　　　　　2. 出现缓慢而整齐的交界性或室性逸搏心律。
　　　　　　　3. 心室率在 25～40 次/min 之间。

【讨　　　　论】　心房颤动合并房室阻滞的诊断标准一直存在争议。心房颤动合并一度房室阻滞在心电图上无法诊断。心房颤动合并三度房室阻滞在心电图上较易诊断。心房颤动合并二度房室阻滞的诊断争议较多。心房颤动合并长 R－R 间期诊断心房颤动合并二度房室阻滞应该注意以下几点：(1) 心房颤动发作前后有二度房室阻滞。(2) 在一个长导联有频发相等的长 R－R≥1.5s，伴有或不伴有交界性或室性逸搏。(3) 平均心室率<50 次/min。单纯心房颤动合并 R－R 间期≥1.5s 者应诊断为心房颤动合并长 R－R 间期。

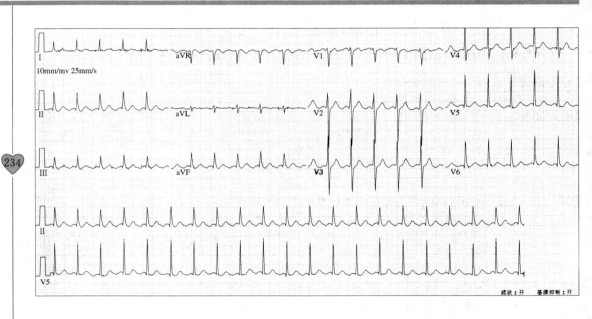

234

第8例 心房扑动
(Atrial Flutter，AFL)

【心电图诊断】 心房扑动。

【心电图特征】 各导联 P 波消失，出现连续、大幅、均匀的锯齿样 F 波，部分正向波与 T 波重叠，负向波与 S 波重叠。F－F 波之间无等电线，呈圆弧状摆动，频率 250 次/min。QRS 波群呈室上性，R－R 匀齐，心室率 125 次/min，呈2:1传导。

【讨　　论】 单纯心房扑动呈 2:1 传导应与阵发性室上性心动过速甚至窦性心动过速区别。当 F 波与 ST 段、T 波或 QRS 波群重叠时，较难辨认 F 波的存在。此时可刺激颈动脉窦或应用洋地黄制剂降低心室率，使 F 波暴露出来。如刺激颈动脉窦后突然恢复窦性心律，则可否定心房扑动的存在。

235

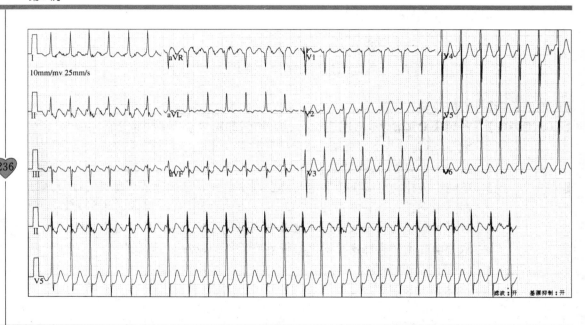

236

第9例 心房扑动
(Atrial Flutter, AFL)

【心电图诊断】 1. 心房扑动。

2. 左心室肥厚。

【心电图特征】 各导联 P 波消失,V1 导联见明确的形态、方向一致,间距相等的 F 波,频率 333 次/min。R－R 规整,呈 2:1 房室传导。$R_{V5} = 3.4mV$,$R_{V5} + S_{V1} = 4.5mV$。ST 段下移。

【讨 论】 心房扑动(简称房扑)与房颤的发生率之比为 1:(15～25)。大多数见于器 质性病变。F 波发生机制主要是房内大折返。房扑分为以下三型:

一型:常见的典型房扑,约占 90%。F 波呈锯齿三角形,极向呈负向,频率 相对缓慢,240～340 次/min。

二型:典型房扑少见型,约占 10%。F 波形态与一型大致相同,F 波极向与 一型相反,频率比一型快,为 340～430 次/min。

三型:比较少见,F 波形态可不规则,呈多样性,极向不规则,频率较快。

238

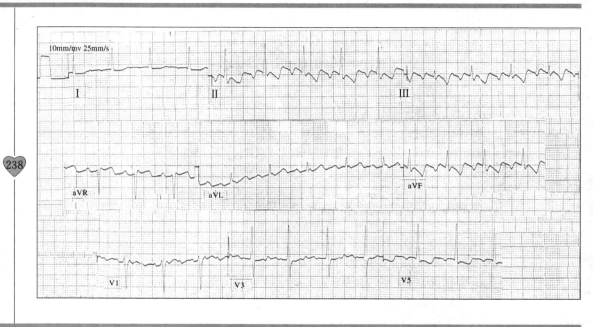

10mm/mv 25mm/s

第 10 例　心房扑动(一型)
(Atrial Flutter (Type 1))

【心电图诊断】　心房扑动(一型)。

【心电图特征】　各导联 P 波消失,出现形态、间距一致,方向相同,锯齿状 F 波,频率 250 次/
min,其尖端向下(Ⅱ、Ⅲ、aVF),呈 3:1 传导。

【诊 断 标 准】　1. 各导联无 P 波,代以频率 240~430 次/min 的波形、方向相同,间距匀齐
的 F 波(Ⅰ、Ⅲ、aVF 明显)。
2. F 波连续呈尖端向下的锯齿状。
3. 心室率取决于房室传导比例。

【讨　　　论】　典型房扑(一型):频率 240~340 次/min,V1 导联 F 波呈正向,V6 导联 F
波呈负向,Ⅱ、Ⅲ、aVF 导联呈负正双向或负向。非典型房扑(二型):频率
340~430 次/min,V1 导联 F 波呈负向,Ⅱ、Ⅲ、avF F 波呈正向。

239

240

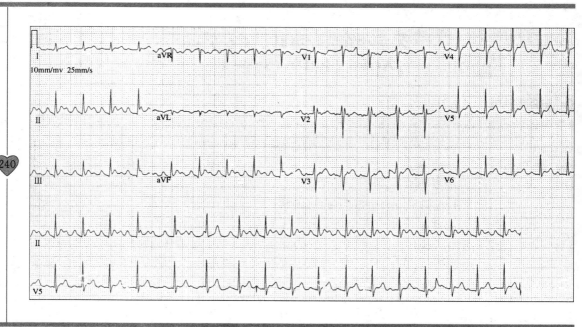

10mm/mv 25mm/s

第 11 例　心房扑动（二型）
（Atrial Flutter（Type 2））

【心电图诊断】　心房扑动（二型）。

【心电图特征】　各导联未见 P 波，Ⅱ、Ⅲ、aVF 导联见形态、方向相同，间距匀齐的 F 波，频率 333 次/min。F 波为圆凸向上型，V1 导联 F 波呈负向，V6 导联 F 波呈正向，呈2:1～3:1 传导。

【诊断标准】　1. 各导联无 P 波，代以频率 340～430 次/min 的波形、方向相同，间期匀齐的 F 波。

2. F 波呈圆凸向上而非锯齿状。

3. 心室率取决于房室传导比例。

【讨　　论】　二型心房扑动较一型少见，但二型与一型之间有密切联系。一型心房扑动均可以被快速调搏转复为窦性心律或变为房颤，二型心房扑动则不能由调搏所转复，原因可能是微折返激动，没有可应激间隙，但却能自行转为一型房扑。

第 12 例

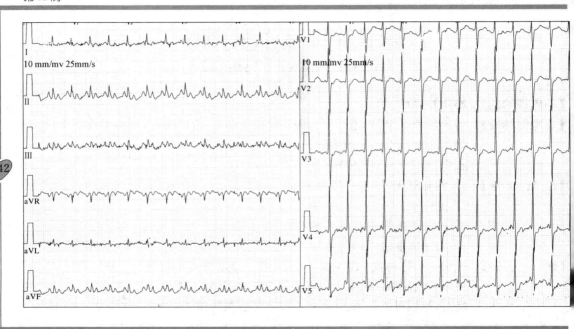

第12例　心房扑动（二型、快速型）
（Atrial Flutter（Type 2，Rapid））

【心电图诊断】　心房扑动（二型、快速型）。

【心电图特征】　各导联 P 波消失，代之以形态、方向相同，间距相等的 F 波，频率为 333 次/min。心室率 166 次/min。F 波凸面尖端向上。QRS 波群呈室上性，R－R 间期匀齐。房室传导比例呈 2:1 传导。

【讨　　　论】　房室传导比例低（1:1 或 2:1）；心室率快；传导比例高（4:1 以上）则心室率慢；当传导比例固定时，心室率匀齐。传导比例多呈双数（2:1 或 4:1），也有单数（3:1），不规则比例较少见。当 1:1 传导时要注意与室上性心动过速鉴别，5:1、6:1 传导或更低时则要考虑有房室阻滞。

243

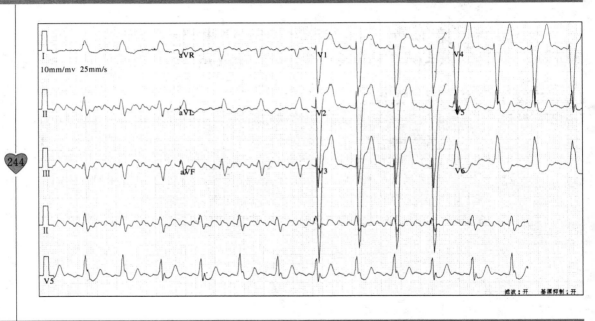

第 13 例　心房扑动（三型）合并完全性左束支阻滞
（Atrial Flutter（Type 3）with Complete Left Bundle Branch Block）

【心电图诊断】　心房扑动（三型）合并完全性左束支阻滞。

【心电图特征】　各导联无 P 波，多数导联出现大小、间距一致，方向相同，连续锯齿状 F 波，频率 300 次/min，呈 4：1 传导。QRS 时间 0.12s，额面电轴－39°。$R_{I、aVL、V_5、V_6}$有顿挫。$ST_{I、aVL、V_5、V_6}$下移。$T_{V_5、V_6}$直立。

【讨　　论】　在左束支阻滞中，往往出现继发性 ST－T 改变（ST 段下移，T 波与 QRS 波群方向相反）。本例 $T_{V_5、V_6}$导联直立，考虑兼有原发性 ST－T 改变的因素。

245

246

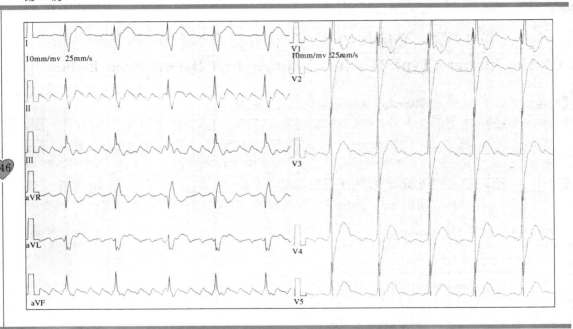

第 14 例　心房扑动合并完全性右束支阻滞
（Atrial Flutter with Complete Right Bundle Branch Block）

【心电图诊断】　1. 心房扑动合并完全性右束支阻滞。

　　　　　　　　2. 右心室肥厚。

【心电图特征】　各导联 P 波消失，代之以形态、大小、方向相同、间距匀齐的 F 波，频率 273 次/min，呈 2:1～5:1 传导。额面电轴+116°。V1 呈 rsR′型，R'_{V1}=2.0mV，R_{V1}+S_{V5}=2.9mV，R_{aVR}=0.7mV。QRS 时间 0.12s。I、aVL、V5、V6 导联 S 波粗钝。ST_{V1}下移，T_{V1}倒置。

247

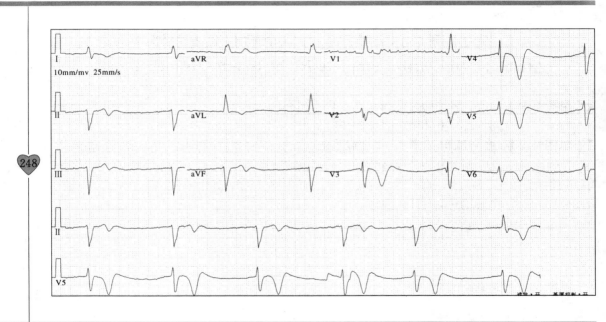

第 15 例　心房扑动合并高度房室阻滞
(Atrial Flutter with High Degree Atrioventricular Block)

【心电图诊断】　1. 心房扑动合并高度房室阻滞。
　　　　　　　2. 前壁心肌梗死。
　　　　　　　3. 室性逸搏心律。

【心电图特征】　各导联 P 波消失，V1 导联见大小、间距相等的 F 波，频率 374 次/min。额
　　　　　　　面电轴 -81°。QRS 波群 0.16s，R-R 间期轻度不规则（长 1.74s，短
　　　　　　　1.68s），平均心室率 35 次/min。$Q_{V_3, V_4} \geqslant 0.04s$。$T_{V_3-V_6}$ 明显倒置。

【讨　　论】　R-R 间期轻度不规则，可能与异位兴奋点传出周围有间歇性一度阻滞有
　　　　　　　关。长 Ⅱ 导联第 6 个 QRS 波群变窄是由于前 R-R 周期延长，心肌的兴奋
　　　　　　　性得以改善，使其 QRS 波群窄于其他波群。但也不能除外心室内另一起搏
　　　　　　　点发出的逸搏。

[知识拓展](Learning More：ECG Special Phenomenon of Atrial Fibrillation)

心房颤动心电图的特殊现象

(1)快速型房颤:凡 F 波下传的心室率在 100～180 次/min 之间者,称为快速型房颤,见于各种病因引起的新近发生的房颤。

(2)过缓型房颤:凡 F 波下传的心室率在 60 次/min 以下者,称为过缓型房颤,心室率可慢至 35 次/min,可有交界性逸搏。

(3)粗波型房颤:凡 F 波振幅>0.10mV 者,称为粗波型房颤。F 波多在 0.30mV 以上,偶可高达 0.6～1.0mV,见于新近发生的房颤,是复律的指征。

(4)细波型房颤:凡 F 波振幅<0.10mV 者,称为细波型房颤。F 波纤细得只能在 V_1 或其他个别导联上显示出来,药物或电复律治疗后复发率高。

(5)房颤合并心室长间歇:F 波下传的 R－R 间期在某导联有一次达 2.0s 以上者,称为房颤合并心室长间歇,见于慢性房颤。

(6)房颤伴预激综合征:预激综合征并发房颤的发生率较高。① 显性预激合并房颤,表现为交替性、间歇性或持续性预激波。② 隐匿旁道并发房颤,F 波下传的 QRS 波群无预激波。

(7)房颤伴宽 QRS 波群:房颤情况下发生的宽 QRS 波群多数是室内差异性传导,其次是室性期前收缩。当在此基础上心率增快时,可以是束支蝉联现象、室性心动过速、预激综合征等。

250

十一、室上性心动过速
（Supraventricular Tachycardia，SVT）

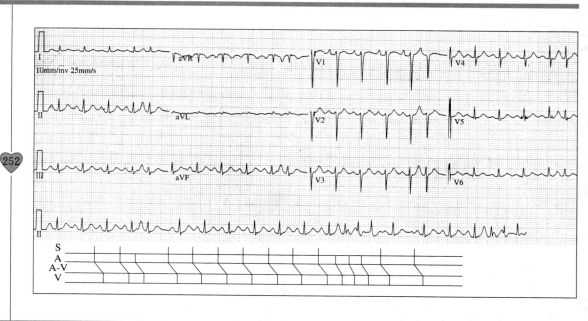

第 1 例　短阵房性心动过速
（Transient Atrial Tachycardia）

【心电图诊断】　1. 窦性心动过速。
　　　　　　　　2. 房性期前收缩。
　　　　　　　　3. 短阵房性心动过速。

【心电图特征】　窦性心律,心室率 123 次/min。P－R 间期 0.14s。QRS 时间 0.10s,额面电轴正常。长 II 导联第 5 个 P′－QRS－T 波群为提前发生,提前 P′波融合于前一个 T 波内,使其 T 波明显增高,为典型房性期前收缩。第 13 个及第 20 个 P′－QRS－T 波群仍为提前并连续出现 3 个 QRS 波群。

【诊断标准】　房性心动过速诊断要点
　　　　　　　1. 连续 3 次以上的异位房性 P′波。
　　　　　　　2. 频率在 100~160 次/min。
　　　　　　　3. P′－R 间期≥0.12s。

【讨　　论】　房性心动过速主要指心房内异位起搏点自律性轻度增高所产生的较快的心房律。成人多见于器质性心脏病。

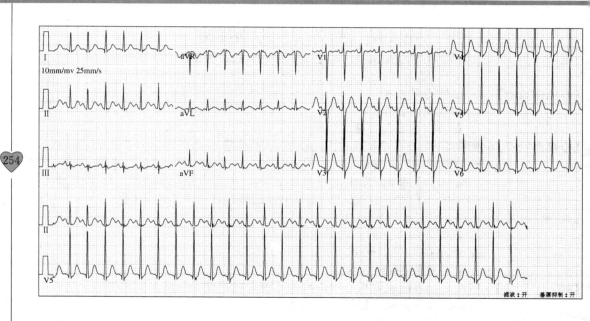

第 2 例 持续性房性心动过速
(Persistent Atrial Tachycardia)

【心电图诊断】 持续性房性心动过速。

【心电图特征】 心率 167 次/min。$P'_{I、II、III、aVF、V5、V6}$直立,P'_{aVR}倒置。$P'-R$ 间期0.12s,$P'-P'$间期匀齐。QRS 时间 0.08s。R—R 节律规整。

【讨　　论】 患者为 53 岁女性,持续心慌近 2 天来院就诊。

大多数房性心动过速为短阵发作,历时数秒至数十分钟。该图 P' 波直立,R—P'间期>R—R 1/2,节律快达 167 次/min,符合自律性房性心动过速。P'波可能起源于窦房结附近右心房上部,并以 1:1 房室比例下传。

256

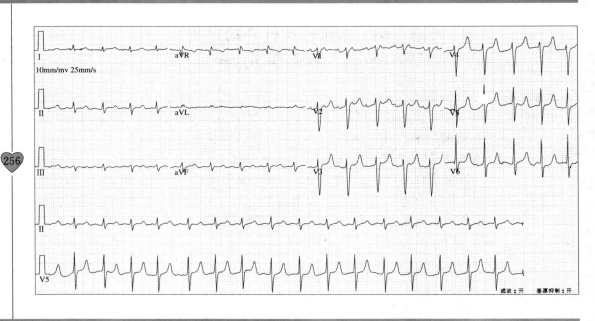

第 3 例　房性心动过速伴 2∶1 房室传导
（Atrial Tachycardia with 2∶1 Atrioventricular Conduction）

【心电图诊断】　房性心动过速伴 2∶1 房室传导。

【心电图特征】　心房率 200 次/min，P′—P′间期相等。平均心室率 104 次/min。R—R 间
期基本匀齐，下传的 P′—R 间期 0.18s。V1 导联 S 波后可见一房性 P′波，
由于落在绝对不应期而未下传。QRS 时间 0.10s。

【讨　　论】　房性心动过速不经心电生理检查很难鉴别是自律性增高心动过速还是心房
内折返性心动过速。由于不涉及房室结，P′—R 间期均正常。第 2 个房性
P′波因落入前一心搏的绝对不应期而发生传导中断，故在下传心室时呈现
2∶1传导。

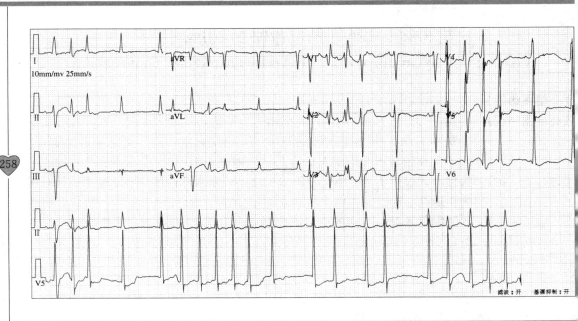

第 4 例　短阵房性心动过速伴室内差异传导
（Transient Atrial Tachycardia with Intraventricular Differential Conduction）

【心电图诊断】　1. 频发房性期前收缩。
　　　　　　　　2. 短阵房性心动过速伴室内差异传导。
　　　　　　　　3. 左心室肥厚。

【心电图特征】　长 II 导联见频发提前出现的 $P'-QRS-T$ 波群连续发生,形成短阵房性心动过速。胸导联 V1 第 2、3 个 QRS 波群提前出现并增宽,呈右束支阻滞型,是典型心室内差异传导。左心室电压增高并伴有 $ST-T$ 改变。

【讨　　　论】　此图窦性节律较少,不仔细看易误认为心房颤动,仔细分析在每次快节律前面的一个 QRS 波群前均有一明显窦性 P 波及相关的 $P-R$ 间期,紧接是提前的房性 P' 波并连续发生,形成房性心动过速。

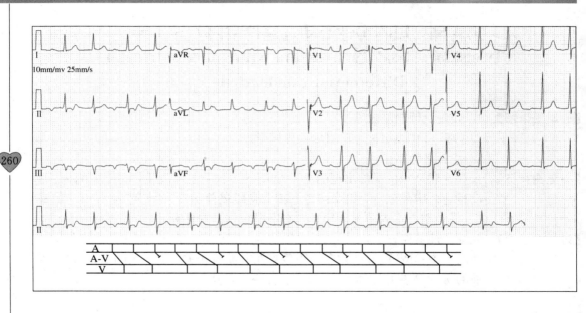

260

第5例　房性心动过速伴文氏型房室阻滞
（Atrial Tachycardia with Wenckebach Atrioventricular Block）

【心电图诊断】　房性心动过速伴文氏型房室传导。

【心电图特征】　P′—P′间期相等，心房率 143 次/min。R—R 间期不等，平均心室率 100 次/min。QRS 时间正常。房室传导比例为 3:2 文氏型下传。梯形图第 17 个 P 波未能下传可能为房室交界区隐匿传导。

【讨　　　论】　该患者为 45 岁男性，反复发作性心动过速，经心电生理检查为右心房下部自律性增高性心动过速。射频消融治疗后恢复窦性心律。由于体表心电图仅能就逆行 P 波或无 P 波来判断激动是否发源于房室交界区，而不能更确切的测定发源点。目前对心房与心室间"交界区"激动发生情况的探讨，一些学者认为房室交界区范围远远超过房室结本身而包括心房下部、房室结及希氏束。

261

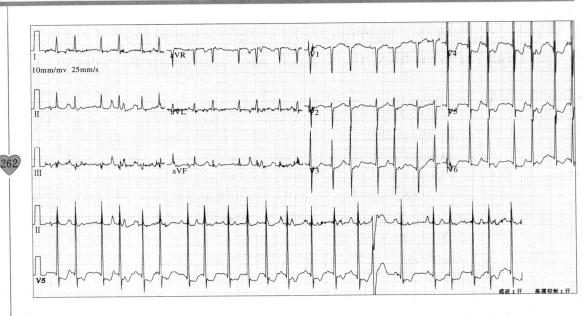

第 6 例　紊乱性房性心动过速部分伴心室内差异传导
（Chaotic Atrial Tachycardia with Intraventricular Differential Conduction）

【心电图诊断】　1. 紊乱性房性心动过速部分伴心室内差异传导。

2. 左心室肥厚。

【心电图特征】　心率 135 次/min。各导联见形态不一的 P′ 波。R－R 间期不匀齐。$R_{V5} + S_{V1} \geqslant 5.0 mV$。ST 段下移，$T_{V4-V6}$ 倒置。

【诊 断 标 准】　1. 在同一导联见与窦性 P 波形态不同的房性 P′ 波，至少有 3 种以上形态。

2. 心房率在 100～150 次/min 之间，P′－P′ 不规则，P′－R 间期和 P－R 间期不等。

3. P′－P′ 之间有等电位线。

4. P′－R 间期多变，常伴有不同程度的房室阻滞。

【讨　　　论】　该患者为 75 岁男性，临床诊断慢性支气管炎、肺气肿、肺心病。

紊乱性房性心动过速又称"多源性房性心动过速"。由于心房肌缺血、纤维化，致使心房扩大，房内多处异位起搏点自律性增高，轮流发放激动，产生紊乱性房性心动过速并常伴有房室阻滞。此现象多见于老年慢性肺部疾病、风湿性心脏病、洋地黄过量及电解质紊乱等患者。

263

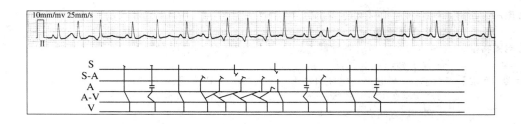

第7例 房性期前收缩引起反复搏动性心动过速
（Atrial Tachycardia Caused by Premature Atrial Contraction）

【心电图诊断】 1. 窦性心动过速。

　　　　　　2. 房性期前收缩。

　　　　　　3. 反复搏动性房性心动过速。

【心电图特征】 II导联P波多种形态。窦性P波频率104次/min。房性P'波呈2种形态，第 2、7、13个QRS波群前有提前出现的房性期前收缩，其前有直立P'波，第3、8、9、10个为提前出现的QRS波群，其前有逆行P'波。第5、12、15个为房性融合波。

【讨　　论】 同一激动两次激动心房产生一连串搏动，称为房性反复搏动。原因是从心房发出的激动经房室交界区某一传导通路到达心室，同时沿交界区另一通路返回再次激动心房。心电图特征是房性P'波之后出现逆行P'波。

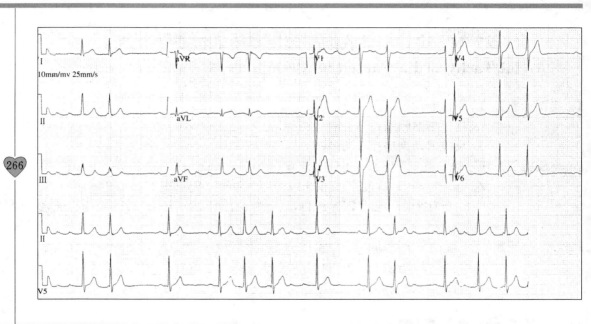

第8例　短阵房性心动过速伴前向性隐匿性传导
（Transient Atrial Tachycardia with Forward Occult Conduction）

【心电图诊断】　短阵房性心动过速伴前向性隐匿传导。

【心电图特征】　该图为 12 导联同步记录。长 Ⅱ、V5 导联第 3、4、8、10 P－QRS－T 波群为窦性下传，P－R 间期 0.18s，QRS 时间正常。其余 QRS 波群为提前出现的房性期前收缩。第 1 个 P′波及第 6、9 个 QRS 波群后的 P′波未下传，提示前一个 P′波在交界区产生前向性隐匿传导，使该 P′波不能下传。第 2 个 P 波及第 7、9、11、12 个 QRS 波群前 P－R 间期延长，为干扰性 P－R 间期延长。

【讨　　论】　隐匿性传导指窦性或异位激动在传导时未能除极心房或心室，但对下一次激动的传导造成影响，使心电图出现反常现象。其本质是一种心脏传导中的阻滞。第 1 个 P 波及第 6、9 个 QRS 波群后的 P 波均未下传，按理此 P 波出现并不早，理应下传，不能下传原因为前一房性 P 波在房室结内发生隐匿传，使该 P 波下传时恰遇房室结不应期，故未下传。其后 P 波下传，但 P－R 间期延长，因 P 波发生早，出现干扰性 P－R 间期延长。

267

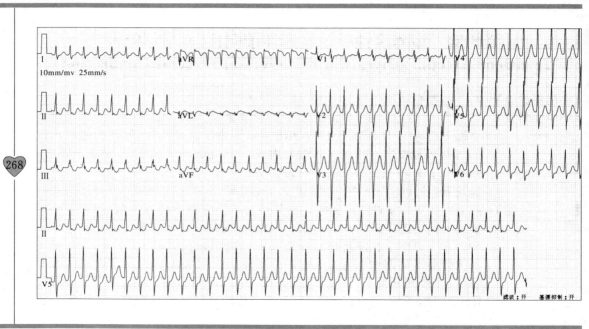

268

10mm/mv 25mm/s

第 9 例　阵发性室上性心动过速
（Paroxysmal Supraventricular Tachycardia，PSVT）

【心电图诊断】　阵发性室上性心动过速。

【心电图特征】　心率 212 次/min，律齐。各导联 QRS 时间正常。QRS 波群前后未见逆行 P′ 波，可能与 QRS 波群重叠，考虑是阵发性房室结折返性心动过速（AVNRT）。

【诊 断 标 准】　阵发性房室结折返性心动过速
1. 平时心电图正常。
2. 心动过速可被期前收缩诱发或终止。
3. 心率 150～210 次/min，完全规则。
4. QRS 时间正常。
5. 逆行 P′ 波与 QRS 波群部分重叠。
6. $R-P′<P′-R$，$R-P′<70ms$。

【讨　　　论】　由于房室交界区存在功能性分离"快径"和"慢径"，阵发性房室结折返性心动过速常见从"慢径"下传而"快径"逆传的慢快型。

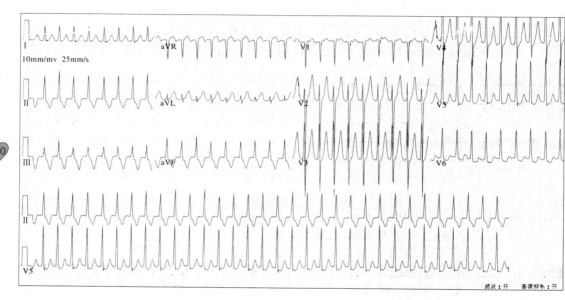

10mm/mv 25mm/s

滤波：开   基漂抑制：开

第 10 例 阵发性室上性心动过速
（Paroxysmal Supraventricular Tachycardia，PSVT）

【心电图诊断】 阵发性室上性心动过速。

【心电图特征】 心率 204 次/min。R－R 间期短而匀齐。QRS 时间正常。V1 导联的 QRS 波群后可见倒置 P′波，R－P′>70ms，考虑为阵发性房室折返性心动过速（AVRT）。

【诊断标准】 阵发性房室折返性心动过速

1. 平时心电图是预激波或者正常。
2. 心动过速可被期前收缩诱发或终止。
3. 频率完全规律，在 150～250 次/min。
4. QRS 时间正常，或呈预激图形。
5. 逆行 P′波在 QRS 波群之后，R－P′>70ms，R－P′<P′－R。

【讨 论】 阵发性室上性心动过速由房室旁道折返所致。折返激动经传导系统从心房传到心室，逆行房室传导经旁路，因此 QRS 时间和形态都正常。

271

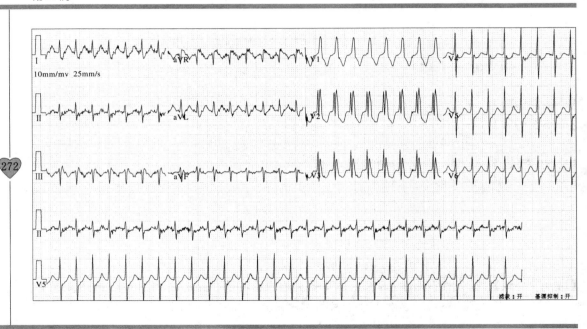

第 11 例　阵发性室上性心动过速呈"右束支阻滞型"
（Paroxysmal Supraventricular Tachycardia of Right Bundle Branch Block）

【心电图诊断】　阵发性室上性心动过速呈"右束支阻滞型"。

【心电图特征】　各导联 QRS 波群快速、律齐，心率 179 次/min。未见 P 波，QRS 时间 0.12s。V1 呈 R 型，V2 呈 RsR′型。

【讨　　　论】　室上性心动过速的 QRS 波群形态多为正常，但也有出现"束支阻滞型"波群（LBBB 或 RBBB 型）。心动过速发作过程中持续表现 BBB 型的 QRS 波群，提示旁路的位置是在左侧或是右侧。由于右束支有效不应期较长，在心律快时容易出现 RBBB 型的室内差异性传导。

［知识拓展 1］(Learning More 1：Knowledge of Reentry)

折返的相关知识

目前多数学者认为：绝大多数的期前收缩、阵发性心动过速、心房扑动、心房颤动、反复搏动等均为折返所致，所以了解折返机制对于此类心电图的诊断和解释非常重要。折返必须具备三个基本条件：由两条径路组成的折返环，一条径路中存在单向阻滞和另一条为缓慢传导。折返首次被诱发必须是两条径路中一条径路进入有效不应期，另一条径路能够缓慢下传。维持折返的最重要的条件是折返环路上各部分心肌组织的有效不应期均短于折返周期(有效不应期＜折返周期)。在一次折返所需的三个基本条件全部具备时，心动过速才会发生，当折返持续条件被破坏时，心动过速就会被终止。临床上常用破坏折返的维持条件进行心动过速的终止，延长房室结的有效不应期，使有效不应期＞折返周期，主要有以下两种方法：① 刺激和兴奋迷走神经，如压迫眼球，诱导吞咽反射，按摩颈动脉窦等；② 应用抗心律失常药物，如 ATP 等。而近年广泛开展的导管射频消融手术是通过中断折返环路，进而达到根治折返相关的心律失常的目的。

阵发性室上性心动过速中的房室结折返性心动过速(AVNRT)和房室折返性心动过速(AVRT)是两种折返径路明确的例子，它们的主要区别在于折返环路构成不同，从而导致心电图表现不同。AVNRT 的折返环由房室结双径路构成，心房和心室不是必需途径；AVRT 的折返环由心房、正常房室传导组织、心室和旁路组成。

274

[知识拓展 2](Learning More 2: Classification and ECG Characteristics of Narrow QRS Complex Tachycardia)

窄 QRS 波心动过速的分类及心电图特征

　　窄 QRS 波心动过速是指起源于希氏束以上 QRS 波时限≤0.11s 的心动过速,其中包括: ① 窦性心动过速; ② 窦房结折返性心动过速; ③ 房性心动过速; ④ 房室结折返性心动过速; ⑤ 房室折返性心动过速。它们的心电图特点如下:

　　(1) 窦性心动过速: ① 窦性 P 波; ② P 波频率>100 次/min; ③ P－R 间期>0.12s。

　　(2) 窦房结折返性心动过速: ① 窦性 P 波; ② P 波频率>100 次/min; ③ 心动过速与正常心律转换时有明显变化; ④ 兴奋迷走神经可减慢或突然终止心动过速。

　　(3) 房性心动过速: ① 心动过速 P'波与窦性 P 波不同; ② 心房率 100~180 次/min; ③ 折返性房性心动过速有突发突止现象; ④ 自律性房性心动过速有逐渐加快的过程。

　　(4) 房室结折返性心动过速: ① 频率在 200 次/min 左右; ② 心动过速 P'波可在 QRS 波前或 QRS 波内或 QRS 波后,R－P'间期多<70ms。

　　(5) 房室折返性心动过速(90%以上为顺向性房室折返性心动过速): ① P 波频率在 150~250 次/min; ② R－P'>70ms,时间固定。

[知识拓展 3](Learning More 3: ECG Characteristics of Supraventricular Tachycardia with Wide QRS Complex)

室上性心动过速伴宽 QRS 波的心电图特征

宽 QRS 波群的室上性心动过速与室性心动过速鉴别如下：

（1）室上性心动过速伴束支阻滞：心电图表现为左束支或右束支阻滞，对原有束支阻滞需做前后对比。

（2）房室折返性心动过速伴功能性阻滞

左束支阻滞型：V1、V2 呈 rS 或 QS 型，s 波时限<70ms，V5、V6 导联呈 R 型，无 q 波。

右束支阻滞型：V1 呈 rsR 型，V5、V6 导联呈 Rs 型。

（3）房室结折返性心动过速伴功能性阻滞：发生率较低，该心动过速频率较慢，如心动过速频率较快时使束支处于相对不应期而表现右束支阻滞图形。

（4）预激综合征伴室上性心动过速：主要机制为折返，心电图表现为：① 完全预激波；② 心室率 150～250 次/min；③ R－P′间期>P－R 间期。

（5）预激综合征伴心房颤动：属高危心律失常，心电图特征为：① 多呈阵发性；② 心室率快，多在 200 次/min 以上；③ QRS 波群多变，除宽大畸形以外还有多形性、易变性和复杂性，也称"伪室速"；④ R－R 间期多变，绝对不等，同时可寻找到 F 波和预激波；⑤ 有心动过速史，发作终止后有典型预激综合征。

十二、房室阻滞
（Atrioventricular Block，AVB）

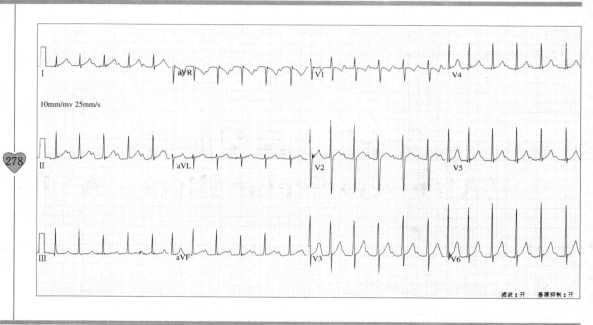

278

第 1 例　一度房室阻滞
（First Degree Atrioventricular Block）

【心电图诊断】　1. 窦性心动过速。

　　　　　　　2. 一度房室阻滞。

【心电图特征】　窦性心律，心率 118 次/min。P－R 间期 0.23s。QRS 时间 0.07s，额面电轴正常。

【诊 断 标 准】　一度房室阻滞

　　　　　　　1. P 波顺序出现，P－R 间期＞0.20s。

　　　　　　　2. 每个下传 P 波后均有正常 QRS－T 波群。

【讨　　　　论】　P－R 间期可随心率快慢发生改变，心率明显增快时，P－R 间期应缩短。但该患者心率增快，P－R 间期反而延长，使 P 波紧连于前一 T 波后，易误认为该 P 波是前一 T 波的终末部分，需仔细辨认。

279

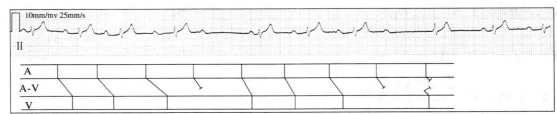

第 2 例　二度 I 型房室阻滞
(Second Degree Type I Atrioventricular Block)

【心电图诊断】　二度 I 型房室阻滞。

【心电图特征】　该图为连续记录的 II 导联。窦性 P 波频率平均为 68 次/min,下传的 P－R
间期逐渐延长后脱落一个 QRS 波群。脱落后的第一个 P－R 间期缩短,然
后 P－R 间期再次逐渐延长。第 8 个 QRS 波群前无明显 P 波,为交界性
逸搏。

【诊断标准】　1. P－R 间期逐渐延长,直至 QRS 波群脱落。

　　　　　　　2. 阻滞 P 波的长 R－R 间期小于 2 个 P－P 间期的总和。

【讨　　论】　文氏现象发生原理是房室传导组织的绝对不应期和相对不应期都延长,激
动在相对不应期发生递减传导。在文氏周期中,当第二个 P 波抵达房室传
导组织时,后者正处于相对不应期,所以 P－R 间期延长,心室激动时间错
后。循此下去,使最后一个 P 波完全不能下传而发生一次心搏脱落。

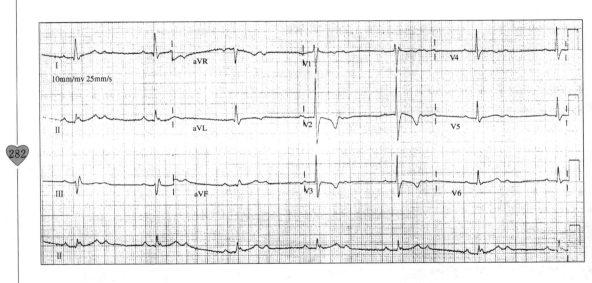

第 3 例 二度Ⅱ型房室阻滞(2:1)
(Second Degree Type Ⅱ Atrioventricular Block (2:1))

【心电图诊断】　二度Ⅱ型房室阻滞(2:1)。

【心电图特征】　心房率 76 次/min,心室率 38 次/min。下传的 P－R 间期 0.24s。QRS 时间0.13s,额面电轴正常。

【讨　　　论】　二度Ⅱ型房室阻滞下传的 P－R 间期通常是在正常范围,少数有延长。该图下传的 P－R 间期延长达 0.24s,有人认为应该诊断为二度Ⅰ型房室阻滞。这种阻滞可能是Ⅰ型或Ⅱ型阻滞的变异型。2:1阻滞时,QRS 波群可以是窄的,但多数是增宽的。

283

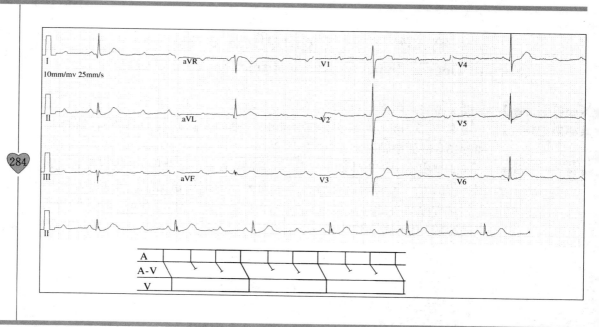

第4例　二度Ⅱ型房室阻滞(3：1)

(Second Degree Type Ⅱ Atrioventricular Block (3：1))

【心电图诊断】　二度Ⅱ型房室阻滞(3：1)。

【心电图特征】　长Ⅱ导联见窦性 P 波频率 111 次/min，P－P 间期基本相等，心室率 37 次/min，R－R间期相等，QRS 时间 0.09s。每一个下传的 P－QRS 波群后有 3 个 P 波受阻不能下传心室。

【诊 断 标 准】　二度Ⅱ型房室阻滞诊断要点

　　1. P 波规律出现，部分不能下传心室(呈 2：1、3：1、4：1 等传导形式)。

　　2. 下传的 P－R 间期正常且固定不变。

第 5 例

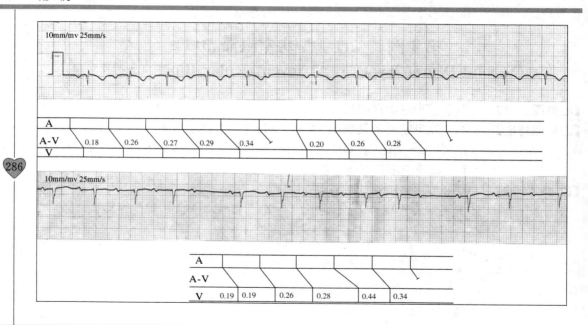

| 10mm/mv 25mm/s | | | | | | | | | | | |

A											
A-V	0.18	0.26	0.27	0.29	0.34		0.20	0.26	0.28		
V											

| 10mm/mv 25mm/s | | | | | | |

A						
A-V						
V	0.19	0.19	0.26	0.28	0.44	0.34

第5例　二度Ⅰ型房室阻滞中房室超常传导
(Atrioventricular Hyperconduction in Second Degree Type Ⅰ Atrioventricular Block)

【心电图诊断】　二度Ⅰ型房室阻滞中房室超常传导。

【心电图特征】　第一条：P－R间期逐渐延长后，第6个P波脱落QRS波群，为典型文氏型房室阻滞。

第二条：文氏型阻滞的第2个周期见P－R间期逐渐延长，自第5个P波本不应下传，但确能下传心室产生QRS波群，此P－R间期较前一个P－R间期短，系房室超常传导。

【讨　　论】　超常传导主要因某些受抑制的心肌复极过程中，兴奋性反常地高于完全复极时，传导功能一时性得到改善，使受阻滞的激动反而能下传。这种现象不会发生于传导功能正常的心脏，多发生于房室阻滞。该图在房室阻滞时的P－R间期逐渐延长中又出现P－R间期缩短。

287

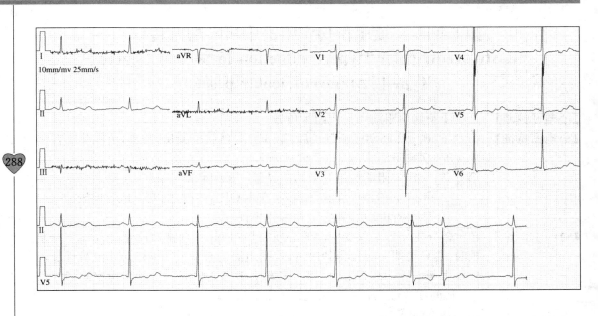

第 6 例　二度 II 型房室阻滞中房室超常传导
（Atrioventricular Hyperconduction in Second Degree Type II Atrioventricular Block）

【心电图诊断】　二度 II 型房室阻滞中房室超常传导。

【心电图特征】　平均心房率 79 次/min，心室率 40 次/min。P－P 间期基本规则，下传的 P－R 间期 0.16s。R－R 间期多数规则。QRS 时间 0.08s，额面电轴正常。每次下传心室后都出现一次阻滞，为典型的莫氏 II 型房室阻滞 2∶1 传导。第 7 个 P－QRS 波群是超常传导，使 2∶1 房室传导成为 3∶2 房室传导。

【讨　　论】　超常传导在房室传导中较常见。为进一步确认是否为超常传导现象，可进一步做食道心房调搏。

289

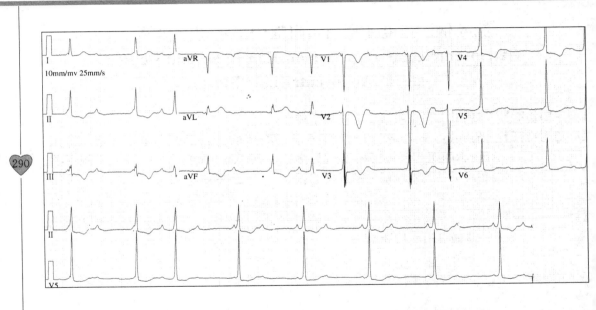

290

I aVR V1 V4
10mm/mv 25mm/s

II aVL V2 V5

III aVF V3 V6

II

V5

第 7 例　间歇性二度、高度房室阻滞
（Intermittent Second Degree，High Degree Atrioventricular Block）

【心电图诊断】　1. 间歇性二度、高度房室阻滞。
　　　　　　　　2. 左心室肥厚。

【心电图特征】　心房率平均 90 次/min，心室率平均 43 次/min。QRS 时间 0.09s。长 II 导联含有 QRS 波群的 P－P 间期 0.58s，不含有 QRS 波群的 P－P 间期 0.74s。自第 5 个 QRS 波群起，P 波正常下传，P－R 间期 0.14s，呈现 2:1 房室阻滞。第 1～4 个 QRS 波群，P 波与 QRS 波群无关，呈现房室脱节。$R_{V5}+S_{V1}=4.5mV$。ST－T 改变。

【讨　　　论】　间歇性二度、高度房室阻滞在同一幅图中较少见。本例高度房室阻滞转为 II 度房室阻滞（2:1）说明阻滞程度有所改善。图中含 QRS 波群的 P－P 间期较不含 QRS 波群的 P－P 间期短，为时相性窦性心律不齐。

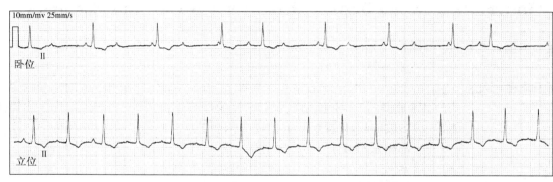

第8例 卧位性高度房室阻滞
(Recumbent High Degree Atrioventricular Block)

【心电图诊断】 卧位性高度房室阻滞。

【心电图特征】 第一条Ⅱ导联平卧位：窦性频率平均85次/min，心室率平均54次/min。第2、6个QRS波群为窦性下传，P−R间期0.15s。其他QRS波群为交界性逸搏。ST段下移，T波倒置。

第二条Ⅱ导联立位：平均心室率85次/min，P−R间期0.21s。ST段轻度下移，T波倒置。

【讨　　论】 当迷走神经兴奋性增高时可引起房室阻滞，多为一度或二度房室阻滞，其特点：(1)多见于健康的男性。(2)房室阻滞在安静卧位时出现，坐位或立位时阻滞减轻或消失。(3)运动试验和阿托品试验可使房室阻滞消失。该图表现高度房室阻滞可能由于隐匿性传导使室上性激动下传受阻，出现貌似高度房室阻滞，当立位时，迷走神经张力降低，交感神经兴奋性增高，房室传导即得到改善。

第 9 例

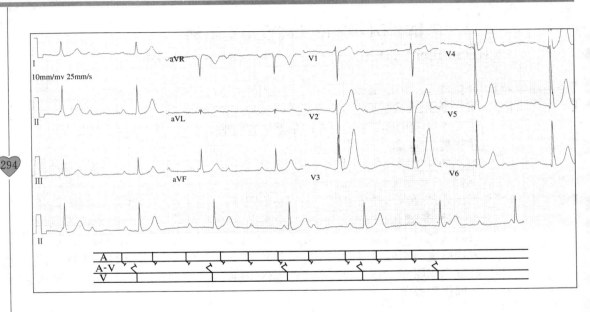

第9例　三度房室阻滞
(Third Degree Atrioventricular Block)

【心电图诊断】　1. 三度房室阻滞。
　　　　　　　　2. 左心室高电压。

【心电图特征】　心房率 93 次/min 心室率 39 次/min。P 波顺序发生伴轻度不齐。R－R 间期相等，P 波与 R 波无固定关系。QRS 时间 0.10s，额面电轴正常。R_{V5} ＋S_{V1}≥4.7mV。

【诊 断 标 准】　三度房室阻滞诊断要点
　　　　　　　　1. P 波与 QRS 波群无固定关系，呈现完全性房室脱节。
　　　　　　　　2. 心房率快于心室率。
　　　　　　　　3. 心室率缓慢而匀齐，为 30～45 次/min。

【讨　　　　论】　三度房室阻滞时，心房与心室各自有自己的规律，P 波与 QRS 波群之间无任何固定关系，呈现完全性房室脱节。如果控制心室的逸搏起搏点在交界区，QRS 波群窄；逸搏起搏点在希氏束分叉以下的束支或分支时，QRS 波群一般都增宽。

295

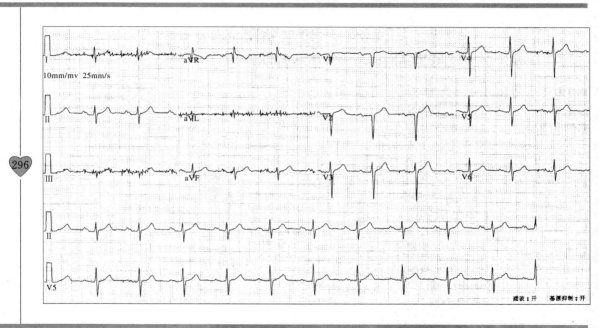

296

第10例 房内阻滞(Intra-arial Block)

【心电图诊断】 1. 房内阻滞。2. 陈旧性前间壁心肌梗死。

【心电图特征】 窦性心律,心率 67 次/min。P－R 间期 0.25s。QRS 时间 0.09s。各导联 P 波时间增宽达 0.13s,波形呈双峰,第二峰低于第一峰,两峰间距 0.06s。V1、V2 呈 QS 型。

【诊断标准】 1. P 波时间>0.11s。2. P 波呈双峰,峰距>0.04s。3. 第二峰低于第一峰。

【讨　　论】 该患者为 67 岁男性,有冠心病、陈旧性前间壁心肌梗死病史。超声心动图未见心房扩大。房内阻滞主要见于高血压病、冠心病、心肌梗死等患者。窦房结激动主要沿结间束传至房室结,如结间束病变可使传导延缓,出现 P 波增宽,类似"二尖瓣型"P 波。两者鉴别见下表。

房内阻滞与"二尖瓣型"P 波鉴别表

	房内阻滞	"二尖瓣型"P 波
病史	冠心病、高血压病	风湿性心脏病、先天性心脏病
年龄	老年	中青年
P 波形态	P 波切迹,第二峰低于第一峰	P 波切迹,第二峰高于第一峰
超声心动图	心房不大	心房大
X 线	心房不大	心房大

297

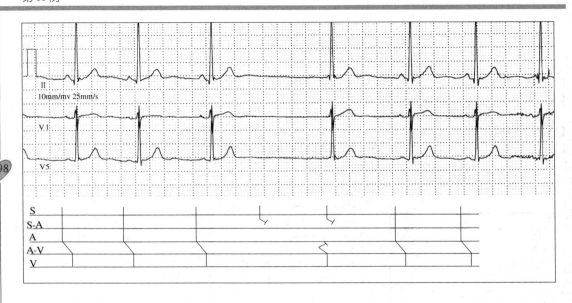

298

第 11 例　二度Ⅱ型窦房阻滞
(Second Degree Type Ⅱ Sinoatrial Block)

【心电图诊断】　1. 二度Ⅱ型窦房阻滞。2. 交界性逸搏。

【心电图特征】　窦性心律不齐。P－R 间期 0.14s。QRS 时间 0.08s。P－P 间期不齐，最
长 P－P 间期＞2.0s，与短 P－P 间期呈倍数关系。第 4 个 QRS 波群为长
间歇后的 QRS 波群，其前无 P 波，QRS 波群为室上性，系交界性逸搏。

【诊 断 标 准】　二度Ⅱ型窦房阻滞诊断要点
1. 窦性心律时突然出现一次 P－QRS－T 波群脱落。
2. 脱落的长 P－P 间期是短 P－P 间期的 1 倍或几倍。
3. 有时在长 P－P 间期中见交界性逸搏。

【讨　　　　论】　二度Ⅱ型窦房阻滞主要是窦房交界区绝对不应期病理性延长，致使部分窦
性激动受阻，在窦房交界区不能传入心房，使心电图出现等于正常窦性周期
倍数的长 P－P 间期。

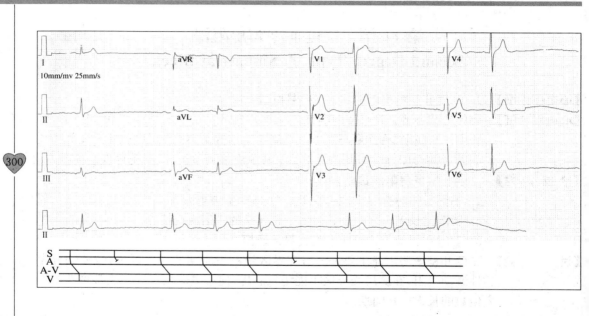

300

I
10mm/mv 25mm/s
II
III

aVR
aVL
aVF

V1
V2
V3

V4
V5
V6

II

S
A
A-V
V

第 12 例　二度 II 型窦房阻滞
(Second Degree Type II Sinoatrial Block)

【心电图诊断】 二度 II 型窦房阻滞。

【心电图特征】 窦性心律，心率 68 次/min。P－R 间期 0.15s。QRS 时间正常，额面电轴正常。其中长 R－R 间期 1.82s，约是两个短 P－P 间期的 2 倍。

【讨　　论】 窦性心律不齐、房性期前收缩未下传、窦性停搏均会出现长、短 P－P 间期，需仔细分析辨别不同之处。

1. 窦性心律不齐：长短间期无固定关系，常与呼吸有关。
2. 房性期前收缩未下传：在长间期前的 QRS 波后埋藏有提前的 P′波。
3. 窦性停搏：虽然长 P－P 间期内无 P－QRS－T 波群，但长 P－P 间期与短 P－P 间期无倍数关系。

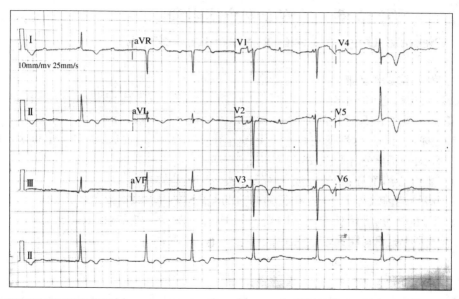

第 13 例　几乎三度房室阻滞
(Almost Third Degree Atrioventricular Block)

【心电图诊断】　1. 几乎三度房室阻滞。

　　　　　　　2. ST－T 改变。

【心电图特征】　在长 II 导联,第 3 个 QRS 波是由心房下传的窦性搏动,其余 P 波与 QRS 波无固定关系。

【讨　　论】　几乎三度房室阻滞也属于高度房室阻滞(3:1 或者更高的二度房室阻滞,如 4:1、5:1、6:1 等,也称为高度房室阻滞)。有的学者把绝大部分 P 波被阻滞而仅个别或极少数 P 波能下传心室的二度房室阻滞,称为几乎三度房室阻滞。

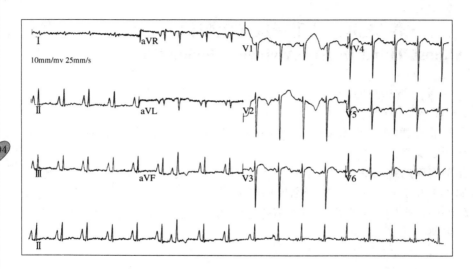

10mm/mv 25mm/s

第 14 例　干扰性房内脱节
（Interference Intra-atrial Dissociation）

【心电图诊断】　1. 干扰性房内脱节。

　　　　　　　2. 房性期前收缩,加速性房性心动过速。

　　　　　　　3. 右心房肥大。

　　　　　　　4. ST－T 改变。

【心电图特征】　长 Ⅱ 导联上,第 1～6、8、9 个 P 波高尖,为窦性 P 波,第 10～16 个 P 波形态有改变,低平,见切迹,为加速性房性心动过速,其中第 10、11 个 P 波为房性融合波。

【讨　　　论】　当心房非阵发性心动过速使心室率增加至正常窦性水平时,心脏内的两个起搏点在房内连续发生干扰现象,造成心房各由一起搏点较长期(3 次心动以上)控制的情况为干扰性房内脱节。

305

[知识拓展] (Learning More: ECG Differential Diagnosis of Sinoatrial Block)

窦房阻滞的心电图诊断

一度窦房阻滞:理论上是存在的,但常规心电图仪记录不出微小的窦房结的电活动,因此单独存在的一度窦房阻滞在心电图上无法与正常的窦性心律相鉴别。

二度 I 型窦房阻滞:表现为窦性 P 波,P－R 间期恒定,P－P 间期逐渐缩短,然后突然延长,接着重复此规律,长 P－P 间期小于最短 P－P 间期的两倍。需与窦性心律不齐相鉴别。

二度 II 型窦房阻滞:表现为窦性心律中突然出现一次 P－QRS－T 波脱落,脱落的长 P－P 间期是短 P－P 间期的整倍数。需与窦性心律不齐、房性期前收缩未下传、窦性停搏相鉴别。

三度窦房阻滞:又称完全性窦房阻滞,指窦房结虽然能按时发出激动,但全部激动在窦房连接区受阻而不能传入心房。心电图表现为无窦性 P 波出现。难以与窦性停搏相鉴别。若有二度窦房阻滞病史或出现房性逸搏及房性逸搏心律则利于三度窦房阻滞的诊断。

十三、室内阻滞
（Intraventricular Block）

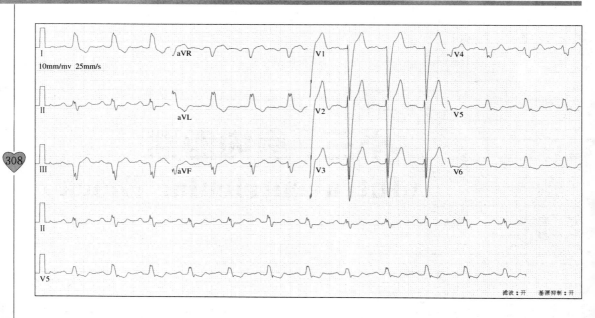

308

第1例　完全性左束支阻滞
（Complete Left Bundle Branch Block，CLBBB）

【心电图诊断】　完全性左束支阻滞(left bundle branch block)。

【心电图特征】　心室率 75 次/min。P－R 间期 0.20s。QRS 时间延长至 0.15s,额面电轴－
24°。I、aVL、V4、V5、V6 呈 R 型,伴有 ST 段下移,T 波倒置。

【诊断标准】　完全性左束支阻滞

1. 各导联 QRS 时间延长＞0.12s。
2. I、aVL、V5、V6 出现宽大粗钝的 R 波,V1、V2 导联呈 rS 型或 QS 型。
3. ST－T 改变:V5、V6 导联 ST 段下降,T 波倒置,V1、V2 导联 ST 段抬高,T 波直立。

【讨　　　论】　完全性左束支阻滞(CLBBB)时,由于心室除极程序发生变化,传导速度缓慢,产生宽大粗钝的 QRS 波。当心室复极时,QRS 环未能闭合即出现 ST向量,致使 ST$_{V5、V6}$下降,T 向量与 ST 向量方向相同,在 ST 段抬高的导联出现 T 波直立,ST 段下降的导联 T 波倒置。

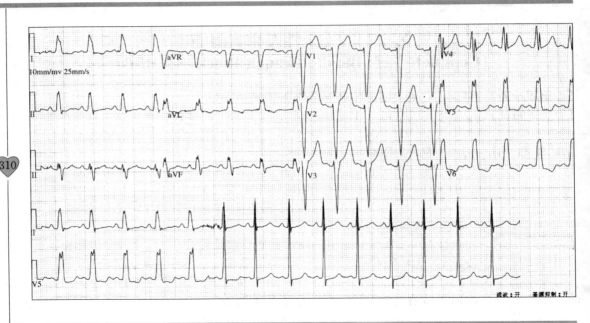

310

第 2 例　间歇性完全性左束支阻滞
(Intermittent Complete Left Bundle Branch Block)

【心电图诊断】　间歇性完全性左束支阻滞。

【心电图特征】　窦性心律,心率 89 次/min。P－R 间期 0.16s。窄 QRS 时间 0.08s,宽
　　　　　　　　QRS 时间 0.15s。I、aVL、V5、V6 呈 R 型,V1－V3 呈 rS 型。ST－T
　　　　　　　　改变。长 V5 导联,自第 6 个 QRS 波群变窄,电压异常增高达 4.0mV。

【讨　　　论】　该图为间歇出现完全性左束支阻滞,与心率快慢无明显关系,可能当一侧束
　　　　　　　　支传导延迟或阻滞时,对侧束支激动穿越室间隔逆行激动患侧束支,产生隐
　　　　　　　　匿性传导,使该侧束支连续发生阻滞,也称为"蝉联"现象。当无左束支阻滞
　　　　　　　　时,R_{V5} 电压异常增高,表现出典型左心室肥厚图形。

311

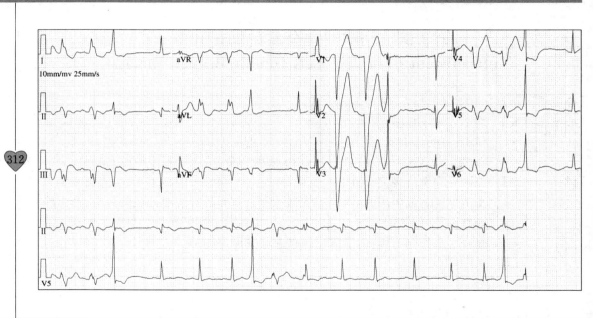

312

第 3 例　3 相完全性左束支阻滞
(Complete Left Bundle Branch Block of Fast Frequency Dependent)

【心电图诊断】　1. 3 相完全性左束支阻滞。

　　　　　　　2. 陈旧性下壁心肌梗死。

　　　　　　　3. 室性期前收缩。

【心电图特征】　平均心室率 83 次/min。P－R 间期 0.14s。QRS 波群有 3 种形态,长 Ⅱ、
V5 导联中,第 1、2、8 个 QRS 波群增宽,时间 0.15s,心室率 93 次/min;第
4～6、10～14 个 QRS 波群时间正常,平均心室率 83 次/min;第 3、7、15
个 QRS 波群为提前出现的室性期前收缩。

【讨　　　论】　患者 71 岁,男性,既往有陈旧性下壁心肌梗死病史。

　　　　　　　该图为窦性心律,在 0.72s 时心室内传导正常,节律加快至 0.64s 后发生完全性
左束支阻滞。3 相完全性左束支阻滞亦称频率依赖性阻滞(rate-dependent budle
branch block),发生原理主要是由于左束支舒张期动作电位 3 相复极不全。此
现象多见于冠心病患者。

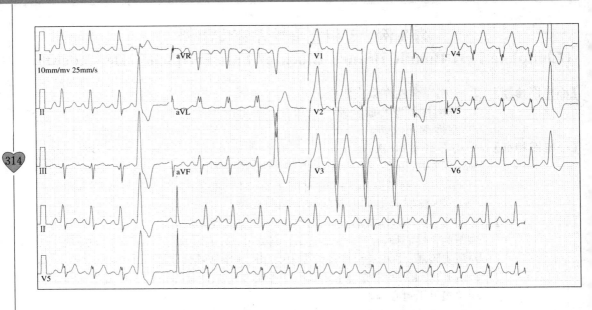

314

第4例 3相完全性左束支阻滞
(Complete Left Bundle Branch Block of Fast Frequency Dependent)

【心电图诊断】 1. 3相完全性左束支阻滞。

2. 室性期前收缩。

【心电图特征】 窦性心律,平均心室率 100 次/min。P－R 间期 0.16s。Q－T 间期 0.36s。
QRS 时间 0.12s。ST$_{II、aVF、V_5、V_6}$轻度下移。长 II 导联第 4 个 QRS 波群提前发生、宽大畸形为室性期前收缩。期前收缩后第一个 P－QRS 波群为窦性正常下传到心室的波群。

【讨　　论】 该图在期前收缩后心室率 79 次/min 时,室内传导正常。当心室率达到 100次/min 时,发生左束支阻滞。由于除极化后的心肌纤维在复极过程中对任何刺激无反应或反应比正常弱,造成在此期激动传导障碍,而晚些到达的冲动则可正常传导,所以表现为快频率依赖性传导阻滞。

第 5 例

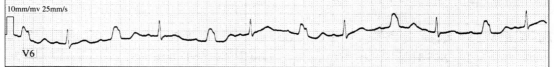

10mm/mv 25mm/s

V6

第5例 4相完全性左束支阻滞
Complete Left Bundle Branch Block of
Slow Frequency Dependent

【心电图诊断】 4相完全性左束支阻滞。

【心电图特征】 窦性心律。P－P间期最大差别0.18s。P－R间期0.16s。在同一导联当P－P间期增快时传导正常,P－P间期稍减慢即出现左束支阻滞。以V6导联为例,当R－R间期为0.68s时,QRS波群变粗钝;当P－P间期为0.61s时,QRS波群正常。

【讨　　论】 心率减慢时,窦性激动抵达左束支,左束支舒张电位4相膜电位负值减小,产生其动作电位0相上升速度减慢,出现4相左束支阻滞。4相束支阻滞较3相阻滞少见,几乎都见于器质性心脏损害,有的是永久性束支阻滞的前驱表现。

第 6 例

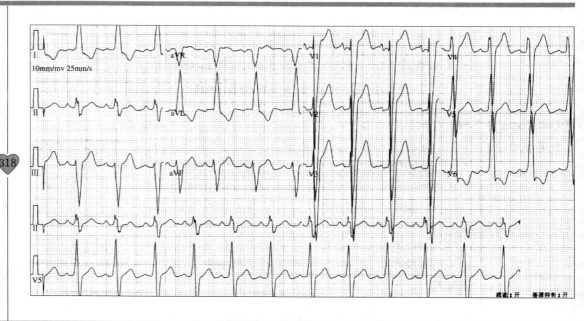

318

第6例　完全性左束支阻滞合并左心室肥厚
(Complete Left Bundle Branch Block with
Left Ventricular Hypertrophy)

【心电图诊断】　1. 完全性左束支阻滞合并左心室肥厚。

　　　　　　　　2. 心房肥大。

【心电图特征】　心率 75 次/min。P 波时间≥0.11s，P_{V1} 呈正负双向。P－R 间期0.20s。QRS 时间 0.16s，额面电轴－36°。$R_{I}+S_{III}=3.9mV$，$R_{aVL}=2.0mV$，$R_{V5}+S_{V1}=7.4mV$，电压明显超过最高限值。

【讨　　　论】　完全性左束支阻滞合并左心室肥厚较难判断，首先需有左侧胸导联及 I、aVL 导联电压异常增高并伴 R 波粗钝、宽阔，另外要与临床其他资料相符合。该患者 $R_{V5}+S_{V1}=7.4mV$，I、aVL 电压增高。超声心动图证实左心室肥厚，故符合上述诊断。但如 V5、V6 导联为 qR 型，即使 QRS 波群略宽于 0.12s，仍首先考虑左心室肥厚而不是左束支阻滞。

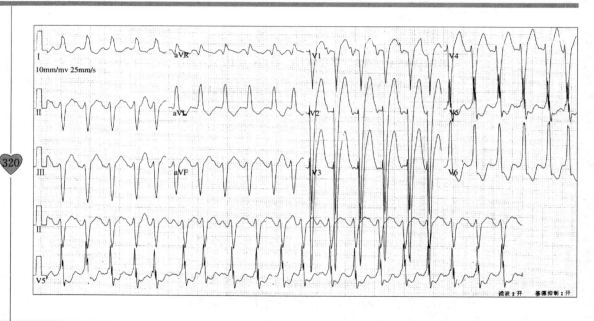

320

10mm/mv 25mm/s

滤波：开   基源抑制：开

第7例　完全性左束支阻滞合并电轴左偏
(Complete Left Bundle Branch Block with Left Axis Deviation)

【心电图诊断】　1. 窦性心动过速。
　　　　　　　2. 完全性左束支阻滞合并电轴左偏。
　　　　　　　3. 房性期前收缩。
　　　　　　　4. 左心房肥大。

【心电图特征】　窦性心律,心室率 121 次/min。QRS 时间 0.14s,额面电轴 -68°。Ⅰ、aVL、
　　　　　　　V6 呈宽大粗钝 R 型,Ⅱ、Ⅲ、aVF 呈 rS 型,V1 呈 QS 型。P 波 V1 正负双
　　　　　　　向,$Ptf_{V1} < -0.04mm \cdot s$。长Ⅱ导联第 5、7、11 个 QRS 波群为提前发生的
　　　　　　　房性期前收缩。

【讨　　　论】　单纯完全性左束支阻滞无明显电轴左偏,如合并电轴左偏往往反映了左前
　　　　　　　分支支配区的心室肌有严重传导障碍。

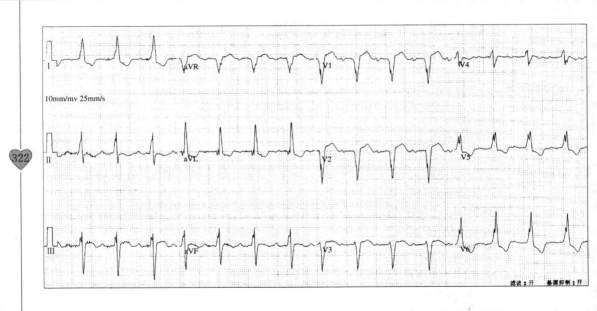

10mm/mv 25mm/s

322

滤波：开　基源抑制：开

第8例 完全性左束支阻滞合并一度房室阻滞
(Complete Left Bundle Branch Block with
First Degree Atrioventricular Block)

【心电图诊断】 完全性左束支阻滞合并一度房室阻滞。

【心电图特征】 心室率 80 次/min,节律规整。P－R 间期 0.27s。QRS 时间 0.14s,额面电轴－41°。Ⅰ、aVL、V5、V6 见宽大粗钝 R 波,V1、V2 呈 QS 型。各导联见 ST－T 改变。

【讨　　论】 束支阻滞合并 P－R 间期延长时,电生理学检查表现在希氏束图上系 H－V 时间延长。所以当有束支阻滞时,对侧传导是否有障碍只有靠希氏束图检查测量 H－V 时间是否延长才能查证。一侧束支完全阻滞,对侧不完全阻滞的患者预后较差,因为只有一个束支间断地维持房室传导,常易出现完全性房室阻滞。

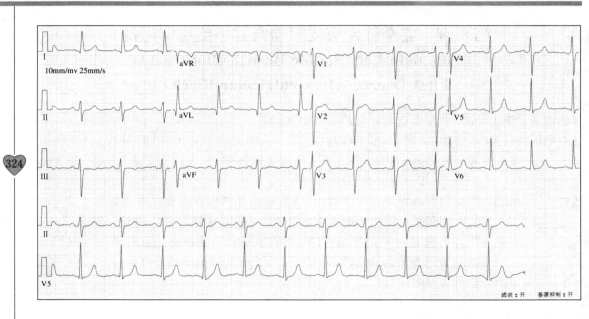

10mm/mv 25mm/s

I aVR V1 V4
II aVL V2 V5
III aVF V3 V6
II
V5

滤波：开   基漂抑制：开

324

第9例　左前分支阻滞
(Left Anterior Fascicular Block，LAFB)

【心电图诊断】　左前分支阻滞。

【心电图特征】　窦性心律,心率 72 次/min。P－R 间期 0.18s。QRS 时间 0.11s,额面电轴
　　　　　　　－45°。I、aVL 呈 qR 型,$R_{aVL}>R_I$；II、III、aVF 呈 rS 型,$S_{III}>S_{II}$。ST－T 正常。

【诊 断 标 准】　1. 电轴左偏－45°～－90°。

　　　　　　　2. QRS 波群：I、aVL 呈 qR 型,$R_{aVL}>R_I$；II、III、aVF 呈 rS 型,$S_{III}>S_{II}$。

　　　　　　　3. QRS 时间<0.11s。

【讨　　　论】　左前分支系左束支的分支,其传导纤维远端经浦肯野纤维传抵左室心肌部。
　　　　　　　永久性左前分支阻滞常提示传导组织器质性病变。

325

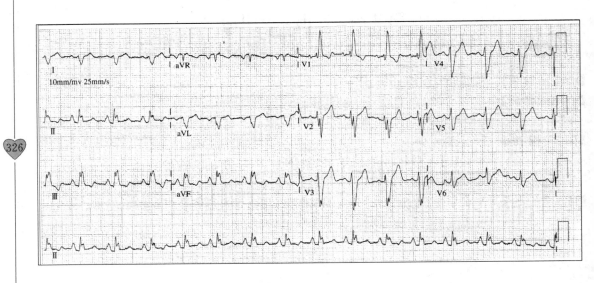

326

第 10 例　左后分支阻滞
(Left Posterior Fascicular Block，LPFB)

【心电图诊断】　1. 左后分支阻滞。2. 完全性右束支阻滞。

【心电图特征】　窦性心律，心率 89 次/分，QRS 时间为 0.172s，电轴+120°，I、aVL 导联 QRS
　　　　　　　波呈 rS 型，II、III、aVF 呈 qR 型，III 导联 R 波大于 II 导联 R 波，V1 呈 rsR′型，
　　　　　　　V4、V5 呈 rS 型，S 波粗钝。

【诊断标准】　左后分支阻滞的心电图诊断标准：

1. 电轴右偏在+90°~+180°，以超过+120°有较肯定的诊断价值。
2. I、aVL 导联 QRS 波呈 rS 型，III、aVF 导联呈 qR 型，且 q 波时限＜
0.025s；III 导联 R 波大于 II 导联 R 波。
3. QRS 波时间＜0.12s。

【讨　论】　左后分支粗，向下向后散开分布于左室的膈面，具有双重的血液供应，故左后分
支阻滞比较少见。左后分支如有损伤，则提示心肌病变范围较为广泛。需要注
意的是，临床上诊断左后分支阻滞时，必须首先排除引起心电轴右偏的其他原
因，如慢性肺部疾患、右心室肥厚、广泛的侧壁心肌梗死等，所以一般若仅仅依靠
心电图，基本很少诊断左后分支阻滞。

328

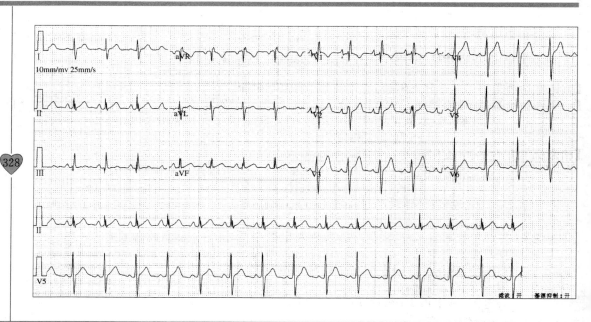

10mm/mv 25mm/s

第 11 例　不完全性右束支阻滞
（Incomplete Right Bundle Branch Block，IRBBB）

【心电图诊断】　不完全性右束支阻滞。

【心电图特征】　窦性心律，心率 88 次/min。P－R 间期 0.13s。QRS 时间 0.08s。V1 导联呈 rsR′型，T 波倒置。

【诊 断 标 准】　1. QRS 波群时间＜0.12s。
2. 右胸导联出现 rsR′型（M 型），第 2 个 R 波高于前小 r 波。
3. V1 导联出现 ST－T 改变。

【讨　　　论】　IRBBB 与 CRBBB 心电图区别主要是 QRS 时间未达到 0.12s 以上。资料统计显示，约 1% 的正常青年人有类似心电图改变，但在慢性肺部疾病、先天性心脏病的房间隔缺损多见此改变。

329

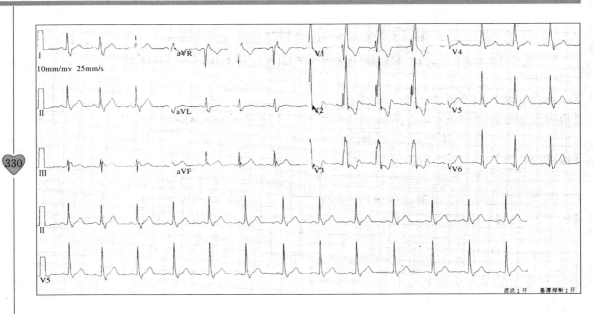

330

第 12 例　完全性右束支阻滞
（Complete Right Bundle Branch Block，CRBBB）

【心电图诊断】　完全性右束支阻滞。

【心电图特征】　窦性心律，心率 80 次/min。P－R 间期 0.12s。QRS 时间 0.14s，额面电轴 ＋85°。V1 呈 rsR′型（M 型）。Ⅰ、Ⅱ、aVL、V5、V6 导联 S 波粗钝。V1 导联 ST 段下移，T 波倒置。

【诊 断 标 准】　1. QRS 时间＞0.12s。
2. QRS 波群终末部分增宽变形，右胸导联呈 M 型，V5、V6 导联 S 波宽阔、粗钝。
3. 继发性 ST 段及 T 波改变。

【讨　　　论】　右束支阻滞的心电图在临床上比较多见，出现 M 型图形主要为心室除极时最初综合向量与正常相同，后半部分附加一个向前缓慢的"附加环"，由于右心室壁的除极延缓，产生一个向右前方的除极向量，造成心电图异常改变。ST－T 改变为继发性，由于 QRS 波群向量环的开始与终末部分往往不能合拢，QRS－T 环的角度增大所致。

332

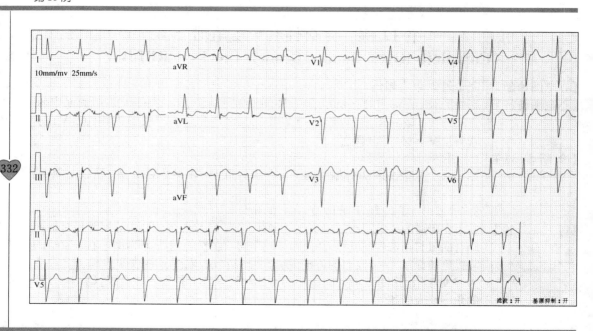

I aVR V1 V4
10mm/mv 25mm/s

II aVL V2 V5

III aVF V3 V6

II

V5

滤波：开 基漂抑制：开

第 13 例　完全性右束支阻滞合并左前分支阻滞
（Complete Right Bundle Branch Block with
Left Anterior Fascicular Block）

【心电图诊断】　完全性右束支阻滞合并左前分支阻滞。

【心电图特征】　窦性心律,心室率平均 90 次/min。QRS 时间 0.14s。P－R 间期 0.18s。V1 呈 rSR′型,呈完全性右束支阻滞型。额面电轴－72°。图形符合左前分支阻滞。

【讨　　　论】　完全性右束支阻滞合并左前分支阻滞是室内双束支阻滞中较常见的类型,体表心电图既表现出 CRBBB 图形,又表现出 LAD 改变的图形,常见于冠心病、高血压、肺心病、心肌炎、心肌病等器质性心脏病者。

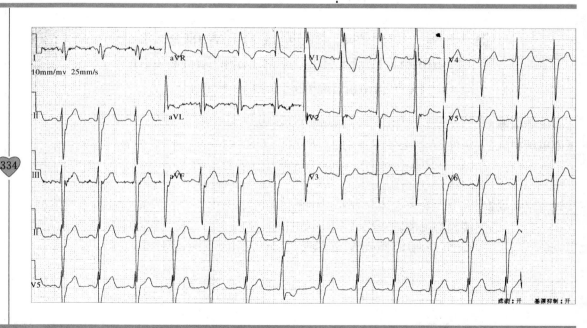

10mm/mv 25mm/s

第 14 例　完全性右束支阻滞合并右心室肥厚
（Complete Right Bundle Branch Block with Right Ventricular Hypertrophy）

【心电图诊断】 1. 完全性右束支阻滞合并右心室肥厚。　2. 左前分支阻滞。
3. 室性期前收缩。　4. 房内阻滞。

【心电图特征】 窦性心律,心率 73 次/min。P 波时间 0.11s。P－R 间期 0.19s。QRS 时间 0.14s,额面电轴－86°。Ⅰ、aVL 呈 qRS 型,Ⅱ、Ⅲ、aVF 呈 rS 型,V1 呈 Rsr′型,R 波电压≥2.1mV,V5、V6 呈 rS 型。

【诊断标准】 完全性右束支阻滞合并右心室肥厚诊断要点
1. $R_{V_1}>1.5mV$。　　　　　　2. 电轴右偏。
3. S_{V_5}增深,V5 导联 R/S<1。　4. 有完全性右束支阻滞的诊断依据。

【讨　　论】 该图既有右束支阻滞图形,又有典型右心室肥厚图形,同时额面电轴显著左偏,图形为左前分支阻滞,是较典型的室内双束支阻滞合并右心室肥厚。

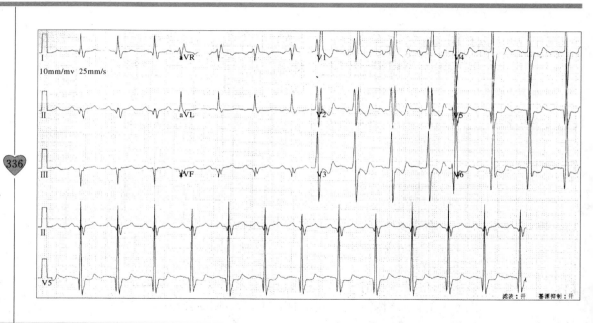

第 15 例　完全性右束支阻滞合并双侧心室肥厚
（Complete Right Bundle Branch Block with
Biventricular Hypertrophy）

【心电图诊断】　完全性右束支阻滞合并双侧心室肥厚。

【心电图特征】　窦性心律,心率 83 次/min。P － R 间期 0.16s。QRS 时间 0.14s。Ptf$_{V1}$ ≤
－0.04mm·s。Ⅱ、Ⅲ、aVF、V6 导联 Q>R 1/4。V1 呈 M 型,R'$_{V1}$＝2.5mV, R$_{V5}$
＝3.0mV。ST$_{V4、V5、V6}$下移,T$_{V5、V6}$低平。

【讨　　　论】　患者男性,38 岁,心力衰竭入院,有心肌病史。心电图表现左心房大,右束
支阻滞及左右心室电压异常增高,呈现比较典型的双侧心室肥厚图形。异
常 Q 波为心肌病所致而非心肌梗死。

338

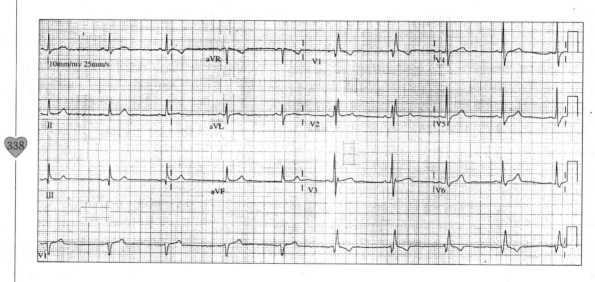

第 16 例　间歇性右束支阻滞
(Intermittent Complete Right Bundle Branch Block)

【心电图诊断】　1. 窦性心动过缓。

　　　　　　　2. 间歇性右束支阻滞。

【心电图特征】　窦性心律,心率 55 次/min。P－R 间期 0.15s。QRS 波群呈 2 组类型交替出现,窄 QRS 时间 0.10s;宽 QRS 时间 0.13s,其形态呈完全性右束支阻滞。

【讨　　　论】　当窦性激动沿左右束支下传时即产生正常 QRS 波群,如右束支不应期病理性延长,下一次窦性激动抵达心室时,右束支没有脱离不应期,而不能应激,即出现右束支阻滞。当右束支经长时间休息,恢复应激性后,窦性激动方能正常下传心室。

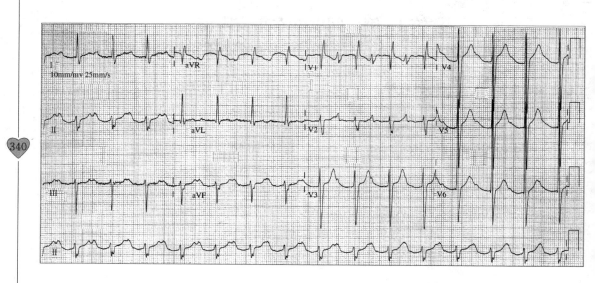

第 17 例　室内三支阻滞

（Intraventricular Three Bundle Branch Block）

【心电图诊断】　1. 一度房室阻滞。
2. 右束支阻滞。
3. 左前分支阻滞。

【心电图特征】　心室率 90 次/min。P－R 间期 0.33s。QRS 时间 0.12s。Q－T 间期 0.36s，额面电轴－63°。I、aVL 呈 qRs 型，Ⅱ、Ⅲ、aVF 呈 rS 型，V1 呈 rsR′型。

【讨　　论】　这很可能是一例室内三支阻滞，正确的诊断需依赖于希氏束电图。右束支阻滞合并左前分支阻滞是心电图中最常见的一种双束支阻滞，原因来自于解剖生理基础，右束支及左前分支的近端在室间隔膜部下方紧密靠近，由于心脏收缩时的牵张压迫，是退行性变及纤维化最易发生的部位。如再合并不完全性左右分支阻滞（表现为 P－R 间期延长），更说明患者预后严重，容易出现三度房室阻滞。

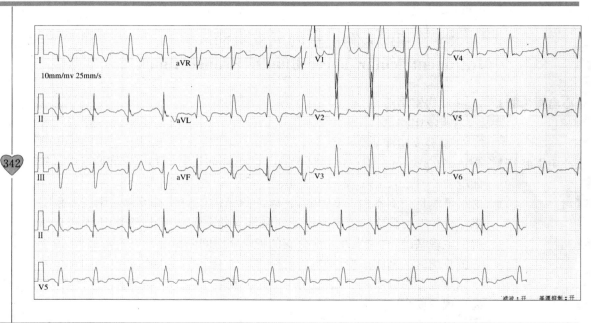

10mm/mv 25mm/s

第 18 例　不定型室内阻滞
(Indeterminate Intraventricular Block)

【心电图诊断】　1. 不定型室内阻滞。
　　　　　　　　2. 心房肥大。

【心电图特征】　窦性心律,心室率 85 次/min。P 波增宽,时间 0.14s。P－R 间期 0.19s。
　　　　　　　　QRS 时间 0.13s,额面电轴不偏。Ⅰ、Ⅱ、aVL、V5、V6 导联 Q>R 1/4。
　　　　　　　　$T_{Ⅰ、aVL}$ 倒置,T_{V2-V6} 负正双向。

【讨　　　论】　各导联 QRS 波群时间超过 0.12s 时,图形既不符合完全性左束支阻滞又不
　　　　　　　　符合完全性右束支阻滞,笼统称为"不定型室内阻滞"。主要见于广泛心肌
　　　　　　　　病变者,病变多涉及双侧束支。该患者超声心动图检查示房间隔缺损、室间
　　　　　　　　隔缺损、三尖瓣闭锁、双侧心室肥大,系较严重的先天性心脏病。

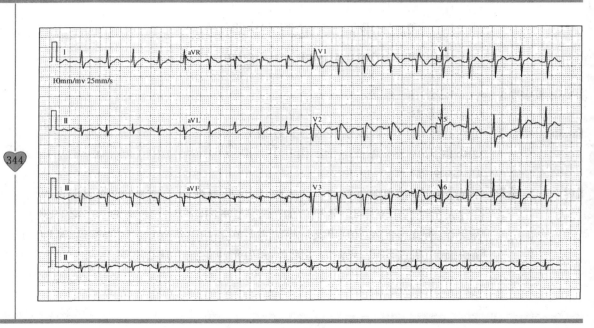

第 19 例　Brugada 综合征
（Brugada Syndrome）

【心电图诊断】　1. 窦性心动过速。2. Brugada 综合征。

【心电图特征】　1. 窦性心律，心室率 115bpm，节律规则。V1 导联呈右束支阻滞图形。

2. ST 段抬高，在 V1－V3 导联呈鞍马形。

3. 此异常心电图有动态变化，可消失，也可再现，呈间歇性。

【讨　　　论】　Brugada 综合征是一种编码离子通道基因产生突变所致的家族性心电活动紊乱性疾病。主要临床表现为多在夜间或睡眠中发生晕厥或猝死。由于 Brugada 综合征心电图表现的隐匿性、间歇性及多变性，给诊断带来一定困难。该类患者超声心动图、冠脉造影、运动试验等检查均无异常。应用药物激发试验使隐匿性 Brugada 综合征暴露，有助于明确诊断。Ⅰ类抗心律失常药物是常用的激发试验药物。

　　心电图是诊断 Brugada 综合征的主要方法。当有右束支阻滞同时伴有 ST 段 V1－V3 呈鞍马样抬高是诊断的可靠依据，也是猝死的高危信号。

［知识拓展］(Learning More: Relationship between Atrioventricular Block and Refractory Period)

房室阻滞与不应期的关系

一度房室阻滞：房室交界区由于相对不应期延长而导致房室传导时间延长，但无传导中断，表现为 P－R 间期延长，且无 QRS 波脱落。阻滞部位 90％位于房室结内，少数发生于希氏束或浦肯野纤维系统内。

二度Ⅰ型房室阻滞：其绝对不应期和相对不应期均呈病理性延长，房室结的递减性传导延缓使 P－R 间期逐渐延长，直至脱落。阻滞部位在房室结内。

二度Ⅱ型房室阻滞：其主要是绝对不应期延长，而相对不应期多不延长。故下传的 P－R 间期多恒定，且大都正常。阻滞部位大都认为发生在希氏束-浦肯野纤维系统内。

三度房室阻滞：① 其绝对不应期显著地病理性延长，占据了整个心动周期，致使全部激动都不能下传至心室。② 由于先天性畸形或手术而发生解剖上的中断，致使激动不能下传。表现为 P－R 间期无规律，即 P 波与 QRS 波无关。

十四、室性心律失常
（Ventricular Arrhythmia）

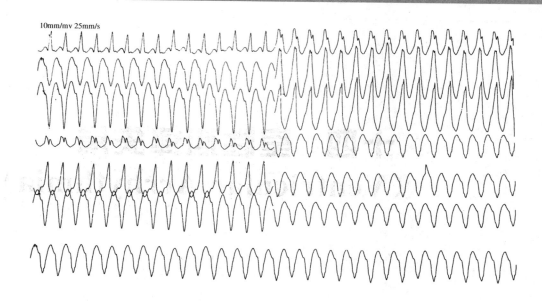

10mm/mv 25mm/s

348

第1例　室性心动过速
(Ventricular Tachycardia，VT)

【心电图诊断】　室性心动过速。

【心电图特征】　QRS波群宽大畸形，时限0.172s，无相关P波，心室率为186次/min，略有
不齐，心电轴左偏-45°。

【诊 断 标 准】　1. 频率多在140~200次/min，节律可略不齐。

2. QRS波群宽大畸形，时限通常>0.12s。

3. 如能发现P波，并且P波频率慢于QRS波频率，P、R无固定关系（房室
分离），则可明确诊断。

4. 偶有心房激动夺获心室或发生室性融合波，也是支持室性心动过速的诊断。

【讨　　　论】　室性心动过速的诊断与鉴别诊断需要结合临床。有器质性心脏病等病史、
猝死家族史、血钾水平低、使用影响心室复极的药物均支持室性心动过速的
诊断；无器质性心脏病，病程久无晕厥、黑矇症状多见于室上性心动过速和
部分特发性室性心动过速。

350

I aVR V4
10mm/mv 25mm/s
II aVL V2 V5
III aVF V3 V6
II
V5

滤波：开 基源抑制：开

第 2 例 "右束支阻滞型"室性心动过速

（Ventricular Tachycardia of Complete Right Bundle Branch Block）

【心电图诊断】 "右束支阻滞型"室性心动过速。

【心电图特征】 P—P间期相等，心房率 104 次/min。R—R间期略有不齐，心室率 158 次/min。P 波与 QRS 波群无固定关系，呈房室分离。QRS 时间 0.12s，额面电轴—74°。V1 呈右束支阻滞型。

【诊 断 标 准】 1. 室性心动过速的 QRS—T 波群呈完全性或不完全性右束支阻滞。
2. 额面电轴左偏。
3. QRS 时间一般不超过 0.14s。

【讨　　　论】 该患者为 31 岁男性，反复心慌伴有晕厥，经心电生理检查为室性心动过速，给予射频消融治疗。"右束支阻滞型"室性心动过速属特发性室性心动过速，电生理学发生机制为折返及环行运动。室性心动过速的起源处在左心室室间隔的下后方。该图需与交界性心动过速伴右束支阻滞相鉴别。

351

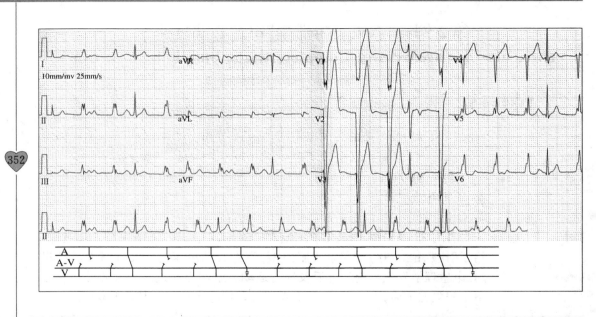

第3例 非阵发性室性心动过速
(Non-paroxysmal Ventricular Tachycardia)

【心电图诊断】 1. 非阵发性室性心动过速。

2. 室性融合波。

【心电图特征】 长 II 导联分析多数为略宽大畸形的 QRS 波群,波形基本相同,QRS 时间0.12s,其前无 P 波,频率为 93 次/min。第 4、7、12、15 个 QRS 波群前的 T 波内埋藏有 P 波,P-R 间期≥ 0.12s,QRS 时间正常,为窦性夺获。第 8、16 个 QRS 波群形态介于窦性与室性 QRS 波群 之间,其前有紧接 QRS 波群的 P 波,系室性融合波。

【诊 断 标 准】 非阵发性室性心动过速

1. 连续出现宽大畸形的 QRS 波群,频率<120 次/min。

2. 室性异位节律与窦性节律可互相竞争,并有房室脱节。

3. 可见室性融合波。

【讨   论】 非阵发性室性心动过速是一种加速的室性自搏心律,机制为心室自律灶的自律性增高。 多数见于器质性心脏病者,如急性心肌梗死、心肌炎、外科手术,少数无器质性病因。此类 心动过速不易导致心室颤动,预后较好。

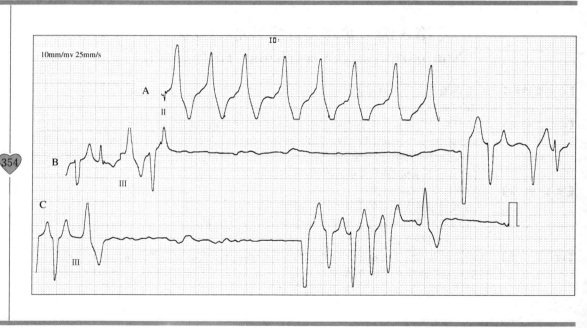

354

第 4 例 多源性室性心动过速
（Multifocal Ventricular Tachycardia）

【心电图诊断】 1. 多源性室性心动过速。2. 心室颤动。3. 心室停搏。

【心电图特征】 该图为连续记录

A 图：宽大畸形 QRS 波群，平均心室率 83 次/min，无 P 波，QRS 时间明显延长达 0.18s，R－R 间期轻度不规则，系典型室性心动过速。

B 图：前一段为主波向上或向下多源室速，中间长间歇无 P－QRS－T 波群，系心室停搏。

C 图：多源性室性心动过速，长间歇为心室颤动。

【诊 断 标 准】 多源性室性心动过速：(1)QRS 波群形态不一，且连续出现。(2) R－R 间期绝对不等。(3) 心室率在100～240 次/min左右。(4) 有等电位线。

心室颤动：(1) QRS－T 波群消失，代之以振幅、形态不规则的基线摆动。(2) 频率约为150～500 次/min 之间。

【讨   论】 多源性室性心动过速是心室内由多个异位起搏点相互制约、相互竞争所产生的室性心律失常，可在短时间内转为心室扑动或心室颤动，是临终前严重致命的室性心律失常。

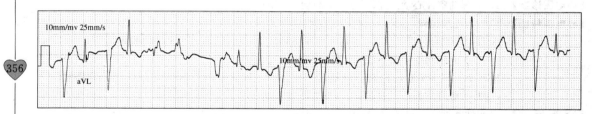

356

第 5 例　双向性室性心动过速
（Bidirectional Ventricular Tachycardia）

【心电图诊断】　双向性室性心动过速。

【心电图特征】　该导联 P 波不清楚,R－R 间期匀齐,心室率 158 次/min,QRS 时间 0.12s。QRS 波群呈上下两种波形交替出现。

【诊 断 标 准】　1. 一系列快速的两种 QRS－T 波群交替出现,QRS 时间<0.14s。

2. 心室率多在 140~180 次/min。

3. 肢体导联 QRS 波群具有明显的"双向性"。

4. 额面电轴交替性左偏和右偏。

【讨　　　论】　双向性室性心动过速是心电图形态的名词,诱发因素多为洋地黄中毒,也有系药物中毒及冠心病所致。但不论何种类型的双向性室性心动过速均可能是心室颤动的前兆,预后险恶,必须迅速处理。

357

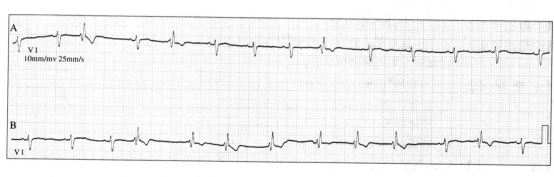

第 6 例　加速的多源室性自搏心律
（Accelerated Multifocal Ventricular Rhythm）

【心电图诊断】　加速的多源室性自搏心律。

【心电图特征】　A、B 两图为连续记录的 V1 导联。窦性心律,心率平均 71 次/min。P－R 间期 0.12s。QRS 时间 0.09s。A 图第 3、5、9 个 QRS 为提前的宽大畸形室性期前收缩。B 图自第 4 个 QRS 波群后连续出现粗钝,呈完全性右束支阻滞的 QRS 波群,时间 0.13s。R－R 间期不完全规则,频率平均 70 次/min。

【讨　　论】　加速的自搏心律多数是单形性(单灶),也有多形性(多灶)。该图配对不齐,但形状一致,说明是多源单形性。该室性异位起搏点可能起源于左束支,使室性自搏心律的 QRS－T 波群呈完全性右束支阻滞图形。左束支性室性自搏心律较少见,主要见于冠心病、心肌梗死等器质性心脏病。

359

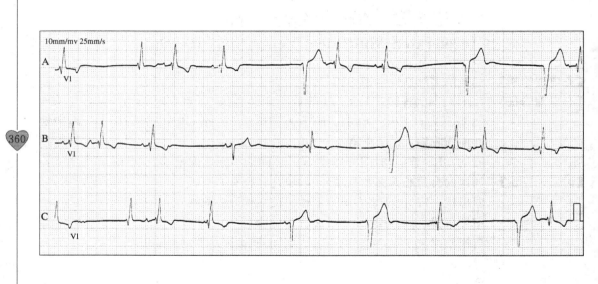

360

第 7 例　交替性"左右束支型"室性逸搏心律
(Alternating Ventricular Escape Rhythm of Left and Right Bundle Branch Block)

【心电图诊断】　1. 交替性"左右束支型"室性逸搏心律。2. 间歇性完全性右束支阻滞。3. 房性期前收缩部分未下传。

【心电图特征】　该图为连续记录的 V1 导联,窦性频率 60 次/min,P－R 间期 0.16s。A 图:第 2、5、8、9 个 QRS 波群为室性逸搏,表现 2 种形态。第 2 个 QRS 波群呈"右束支阻滞型",其余 3 个 QRS 波群呈"左束支阻滞型"。第 4、7 个 QRS 波群后 T 波内有一未下传房性期前收缩。B 图:第 2、8 个 QRS 波为提前出现的房性期前收缩。第 4 个 QRS 波群是窦性下传。第 3、5 个 QRS 波群后有一未下传房性期前收缩。C 图:第 2、7 个 QRS 波群呈"右束支阻滞型"室性逸搏。第 6、8 个 QRS 波群呈"左束支阻滞型"。第 5 个 QRS 波群系室性融合波。

361

【诊 断 标 准】　室性逸搏
　　　　1. 较长间歇后延迟出现宽大畸形的 QRS 波群,时间＞0.12s,连续 3 次以上为逸搏心律。
　　　　2. 频率在 35～40 次/min 左右。3. QRS 波群前无 P 波或出现与之无关 P 波。

【讨　　　论】　当室上性激动发生或传导出现障碍时,交界区不能形成逸搏,心室内自律细胞则进行自动除极,出现缓慢的、宽大畸形的室性波群。

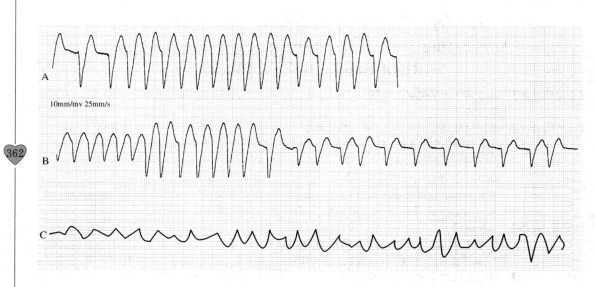

A

10mm/mv 25mm/s

B

362

C

第8例 心室扑动 心室颤动
(Ventricular Flutter，Ventricular Fibrillation)

【心电图诊断】 1. 心室扑动。
2. 心室颤动。

【心电图特征】 A. P 波消失，无正常的 QRS－T 波，代之以连续快速而相对规则的大幅度波动，频率为 230 次/min。
C. P－QRS－T 波完全消失，出现大小不等、形态各异、极不匀齐的低小波，频率为 240 次/min。

【诊 断 标 准】 心室扑动的诊断标准:P 波消失，无正常的 QRS－T 波，代之以连续快速而相对规则的大幅度波动，频率达 200～250 次/min。
心室颤动的诊断标准:P－QRS－T 波完全消失，出现大小不等、极不匀齐的低小波，频率为 200～500 次/min。

【讨 论】 心室扑动和心室颤动都是极严重的致死性心律失常，此时心脏失去排血功能，需要紧急进行电除颤抢救。心室扑动常不能持久，不能很快恢复，便会转为心室颤动而导致死亡。临床上大都在临终患者的心电监护仪上捕捉到心室扑动和心室颤动。

363

[知识拓展](Learning More: ECG Differential Diagnosis of Wide QRS Complex Tachycardia)

宽 QRS 波心动过速的心电图鉴别

　　宽 QRS 波心动过速是临床上常见的快速心律失常,主要指体表心电图 QRS 波时限≥0.12s、心率>100 次/min 的心动过速,是常见的心血管急症。正确的心电图诊断直接关系到治疗方案的选择和预后的评价。

　　宽 QRS 波心动过速可分为室性心动过速和室上性心动过速两类。

　　1. 室性心动过速:约占 80%,其心电图特征如下:

　　(1) 心室率:通常在 140~200 次/min,低于 110 次/min 称为加速型室性心动过速;大于 200 次/min 且 QRS 波围绕基线扭转称为尖端扭转型室性心动过速。

　　(2) QRS 波时限:QRS 波时限>200ms 时,几乎肯定为室性心动过速。

　　(3) QRS 波形态:① 右束支阻滞型:V1 呈单向 R 或 Rsr 型("兔耳征")。② 左束支阻滞型:V1,V2 导联 r 增宽>30ms;V1,V2 导联 QRS 波>60ms;V6 导联出现 q 波或 Q 波,R/S<1。

　　(4) 房室分离:诊断室性心动过速特异性为 100%。

　　(5) 心室夺获:约 5% 可见心室夺获和室性融合波,一旦出现是可靠的诊断室性心动过速的指标。

　　(6) 心电轴:无人区心电轴是近年诊断室性心动过速的新指标,对室性心动过速诊断特异性较高。

　　2. 室上性心动过速(详见 274 页)

364

十五、起博心电图

（Pacemaker ECG）

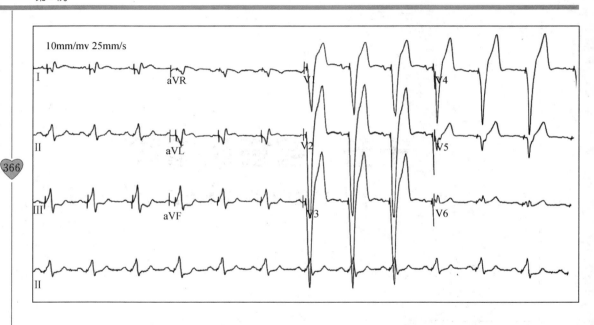

10mm/mv 25mm/s

I aVR V1 V4

II aVL V2 V5

III aVF V3 V6

II

366

第 1 例　心室起搏心电图（Ventricular Pacing ECG）

【心电图诊断】　心室起搏心电图。

【心电图特征】　1. 各导联见有规律的起搏刺激信号。

　　　　　　　2. 刺激信号后紧随宽大的 QRS－T 波群，QRS 波群常呈类似"左束支阻滞型"，QRS 波群时间≥0.12s。

　　　　　　　3. 起搏频率为 74 次/min，起搏功能良好。

【讨　　　论】　起搏心律与患者的自主心律两者混合组成的节律称起搏心电图。

　　　　　　　起搏心律的标志是起搏刺激信号，也叫脉冲信号、钉样标记，心电图上表现为基线上的一条垂直线。起搏器的基本功能为起搏、感知功能，频率应答，诊断信息。

　　　　　　　(1) 起搏功能：即按一定的周期、电压、脉宽发放脉冲使心房或心室除极。大多数心室起搏器的传统起搏部位位于右心室心尖部。

　　　　　　　(2) 感知功能：起搏器内设的感知器能够检测患者的自主心电活动。目前，临床应用的心室起搏器均为按需型起搏器，都有感知功能。

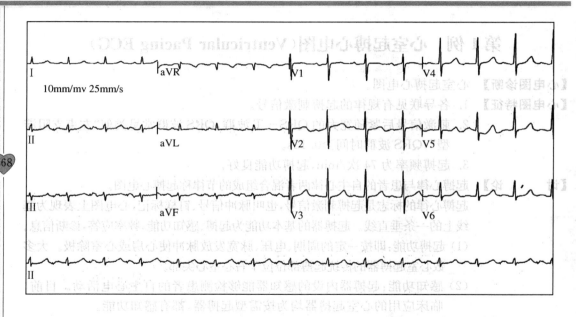

第 2 例　心房起搏心电图
（Atrial Pacing ECG）

【心电图诊断】　心房起搏心电图。

【心电图特征】　各导联在 QRS－T 波群前无窦性 P 波,见规律的起搏刺激信号。$P'-R$ 间
　　　　　　　　期 0.20 s,起搏频率 85 次/min。

【讨　　　论】　房室传导系统正常的病态窦房结综合征患者方可安装心房起搏器。它属于
　　　　　　　　生理性起搏器的一种类型,如合并房室传导障碍,则不能选用此类型的起搏
　　　　　　　　器。注意,起搏脉冲信号的振幅与两个电极间的距离成正比,由于双极导线
　　　　　　　　的广泛使用,正负极之间距离较近(10～20 mm),因此振幅很小,脉冲信号
　　　　　　　　不容易在心电图上识别,应询问病人有无起搏器植入史。

369

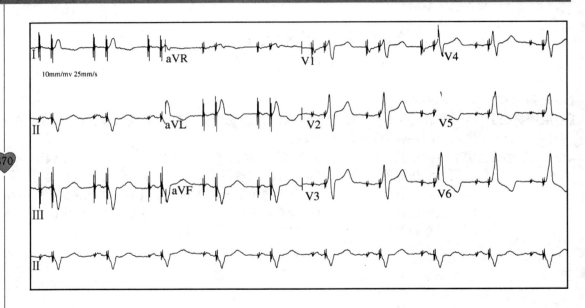

370

第3例 双腔起搏心电图
(Double Chamber Pacing ECG)

【心电图诊断】 双腔起搏心电图。

【心电图特征】 起搏信号出现于 P 波和 QRS 波之前,且 $P'-R$ 恒定为 0.21s,起搏频率为 60 次/min,QRS 宽大畸形,呈左束支阻滞图形。

【诊断标准】 规律出现的起搏信号出现于 P' 波和 QRS 波之前,且具有相关性。

【讨 论】 双腔起搏器按其工作方式可分为:房室顺序(DVI)起搏器、VAT 起搏器、 DDI 起搏器、VDD 起搏器、DDD 起搏器。目前市场上所生产的双腔起搏器 几乎都是 DDD 起搏系统,可根据具体患者的临床需要,调整为其他工 作方式。

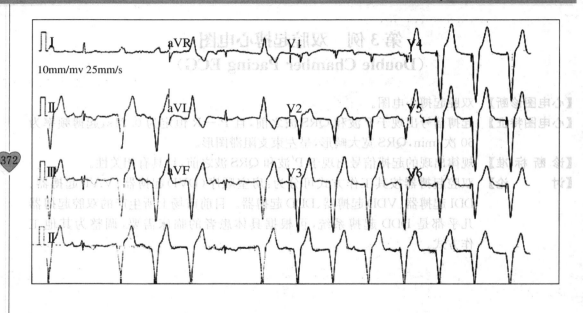

第4例　起搏心电图　心室夺获
(Pacemaker ECG with Ventricular Capture)

【心电图诊断】　起搏心电图,心室夺获。

【心电图特征】　起搏频率84次/min。长Ⅱ导联第2、6个QRS波群提前出现,其前有窦性P波,P-R间期为0.19s,QRS波群系窦性下传。

【讨　　　论】　起搏心电图如有患者自身正常搏动下传夺获心室形成起搏—夺获心律。夺获后未再出现自身QRS波群,将自动出现起搏心律。心室夺获表现为提前出现的P-QRS-T波群,其前无起搏信号。

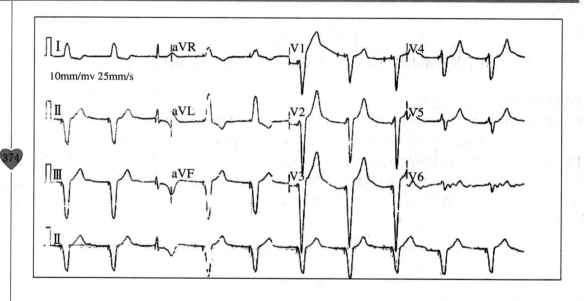

第 5 例　起搏心电图　融合搏动波
(Pacemaker ECG with Ventricular Fusion)

【心电图诊断】　起搏心电图,融合搏动波

【心电图特征】　起搏频率 60 次/min。导联上可见规律的起搏脉冲信号,长 II 导联上第 3 个
　　　　　　　　QRS 波群不同于起搏图形,提前出现的 P 波激动心房后下传激动心室,而
　　　　　　　　起搏器发出的脉冲信号也激动了心室,形成一个介于两者之间的 QRS
　　　　　　　　波群。

【讨　　　论】　融合波动波又称真性室性融合波,产生的机制为心室一部分由自身激动控
　　　　　　　　制,另一部分由起搏脉冲刺激所激动,其形态介于自身 QRS 波群与起搏的
　　　　　　　　QRS 波形之间,若心室大部分由自身激动所控制,则形态类似于自身节律;
　　　　　　　　反之则类似与起搏图形,而产生的条件取决于自身心搏出现的时间。

375

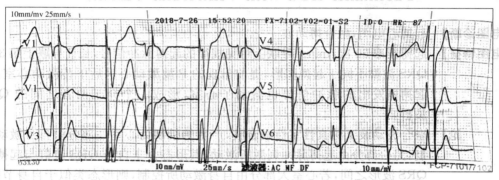

第 5 例　起搏心电图　融合搏动波

（Pacemaker ECG with Ventricular Fusion）

第6例 起搏心电图 伪融合搏动波

(Pacemaker ECG with Pseudo Ventricular Fusion)

【心电图诊断】 起搏心电图,伪融合搏动波

【心电图特征】 起搏频率 87 次/min。导联上可见规律的起搏脉冲信号,第 2、4、6、8 个节律为起搏的 QRS 波群,而第 1、3、5、7、9 个窄 QRS 波群则是患者的自身节律,起搏刺激信号落在了心室的绝对不应期里,并没有激动心室。

【讨　　论】 伪融合搏动波又称假性室性融合波,产生的机制为心室完全由自身激动所控制,QRS 波群形态与自身心搏的 QRS 波形相同,在心电图上表现为仅仅是脉冲信号与自身 QRS 波群的重叠,其产生的条件是自身心动出现的时间比真性融合波出现的时间还要略早一点。

377

第 7 例

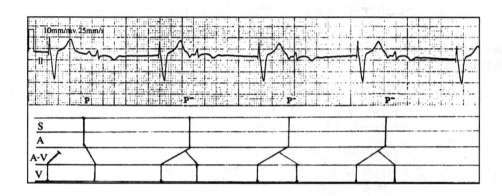

第 7 例　起搏心电图折返形成室性反复心律
(Ventricular Repetitive Rhythm Caused by Pacemaker Reentry)

【心电图诊断】　起搏心电图折返形成室性反复心律。

【心电图特征】　第 1、3、5、7、9 个 QRS 波群为人工心室起搏心电图。第 2 个 P－QRS－T
波群提早出现，P－R 间期 0.15s，系正常窦性下传。第 4、6、8 个亦为提前
出现的 P'－QRS－T 波群，P'－R 间期 0.14s，属折返激动后下传。

【诊 断 标 准】　反复心律

1. 两个 QRS 波群之间必须夹有一个逆行 P 波。

2. 两个 QRS 波群的时间距离不超过 0.50s。

【讨　　　论】　该图为起搏心电图伴窦性夺获，室性反复心律二联律。反复心律是"折返激
动"的一个类型。虽然该图 R－R'间期＞0.50s，但是其他条件符合，仍认为
是反复搏动。起搏心电图伴反复心律一般不会发生明显的临床症状。

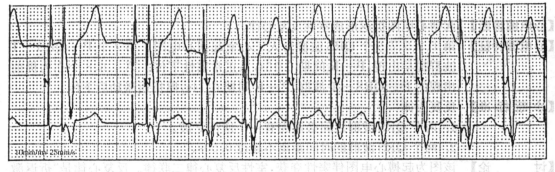

第 7 例　起搏心电图折返性室性反复心律
（Ventricular Repetitive Rhythm Caused by Pacemaker Reentry）

第8例 起搏器介导性心动过速
(Pacemaker Mediated Tachycardia)

【心电图诊断】 起搏器介导性心动过速(pacemaker-mediated tachycardia，PMT)。

【诊 断 标 准】 1. 起搏 QRS 波群后往往有逆行 P 波。

2. P－R 间期等于所程控的房室延迟。

3. 心动过速频率等于或接近起搏器最大跟随频率。

【讨 论】 植入起搏器后出现起搏器介导性心动过速，原理主要是心室起搏发生室房逆传，再次被起搏器感知所致。消除该种心动过速的方法主要是打断折返环的一条途径(前传之或逆传之)即能终止心动过速。

现在的起搏器都具有抗 PMT 功能。

参 考 文 献

1 陈新. 黄宛临床心电图学(第 6 版). 北京:人民卫生出版社,2009

2 刘尚武,杨成悌. 心电图诊断实践指南. 北京:人民军医出版社,2007

3 郭继鸿. 心电图标准化和解析的建议与临床应用国际指南 2009. 北京:中国环境科学出版社,2009

4 吴祥. 心律失常梯形图解法. 杭州:浙江大学出版社,2006

5 [日]小川聪,著;刘蔚,译. 心电图诊断技巧与误区. 沈阳:辽宁科学技术出版社,2005

6 陈文彬,潘祥林. 诊断学(第 7 版). 北京:人民卫生出版社,2009

7 黄大显. 心律失常心电图分析. 北京:海潮出版社,1992

9 王永权,章亚非,熊灵. 心电图解疑图谱. 沈阳:辽宁科学技术出版社,1999

9 杨心田. 现代临床心电图图谱. 合肥:安徽科学技术出版社,1998

10 李三波,陈涛. 实用心电图图谱. 太原:山西科学技术出版社,1992

11 黄伟民. 心律失常. 上海:上海人民出版社,1975

12 万学红,卢雪峰. 诊断学(第 8 版). 北京:人民卫生出版社,2013